Gabriela Schwarz

ArthroseAde

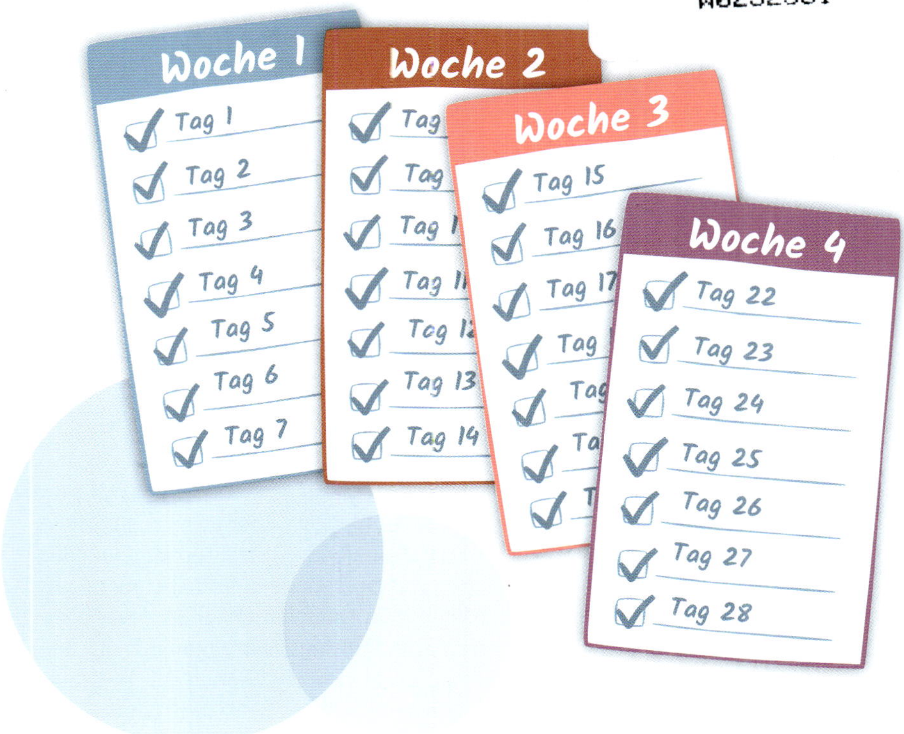

Natürlich schmerzfrei in nur 28-Tagen

Impressum

1. Auflage 2019

Verlag:

maxLQ ein Unternehmensbereich der FID Verlag GmbH
Koblenzer Straße 99, 53177 Bonn

Internet: www.fid-gesundheitswissen.de
Redaktion: Gabriela Schwarz
Layout/Satz: Schmelzer Medien GmbH, Siegen
Druck: HMM TIM d.o.o., 1241 Kamnik
Titelbild: Mark Bowden
Fotos: 123rf.com
Zeichnungen: Design by Salanowski
ISBN: 978-3-95443-165-6

Bestellungen an: FID Verlag GmbH, Koblenzer Straße 99, 53177 Bonn
Telefon: 0228/9 55 04 55, Fax: 0228/3 69 64 99

Wichtiger Hinweis

Alle Beiträge wurden mit Sorgfalt recherchiert und überprüft. Die in dieser Broschüre veröffentlichten Informationen und Tipps können aber ärztliche Beratung und Betreuung nicht ersetzen. Die Beiträge enthalten keine individuellen Ratschläge. Für die Behandlung von Beschwerden und Erkrankungen empfiehlt es sich auf jeden Fall, ärztliche Hilfe in Anspruch zu nehmen. Bitte haben Sie Verständnis dafür, dass wir deshalb keine Leserfragen mit der Bitte um persönliche Gesundheitsratschläge beantworten können. Für Hinweise und Anregungen allgemeiner Art, die diese Broschüre betreffen, sind wir jedoch jederzeit dankbar.

Inhaltsverzeichnis

Vorwort

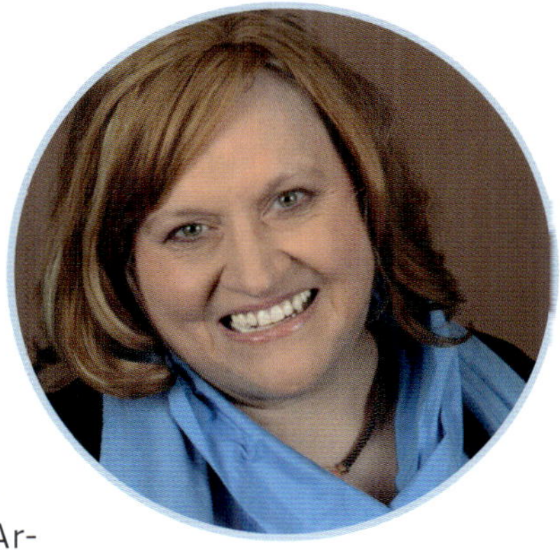

„Ja, Frau Schwarz, Sie haben eine Arthrose, und zwar in beiden Knie- und Schultergelenken sowie in den Wirbelgelenken. Und Ihre Fingergelenke weisen auch schon Veränderungen auf. Auch hier werden Sie über kurz oder lang eine Arthrose bekommen. Bei Ihren Knien und Schultern kann man nichts mehr machen, da helfen nur noch Schmerzmedikamente und neue Gelenke. Am besten machen wir gleich einen Termin für die erste Operation aus."

Mit diesen Worten konfrontierte mich ein Orthopäde, den ich wegen starker Schmerzen in Knien, Schulter und Rücken aufgesucht hatte. Irgendwie hatte ich ja schon geahnt, dass die Schmerzen durch eine Arthrose verursacht wurden – schließlich hatte ich mehrere Bein- und Schulterbrüche hinter mir, die allesamt chirurgisch versorgt werden mussten. Aber jetzt traf mich die Diagnose dann doch wie ein Schlag ins Gesicht.

Doch sollte es wirklich keine Alternativen geben, als Medikamente gegen die Schmerzen einzunehmen und schnellstmöglich die kaputten Gelenke durch künstliche zu ersetzen? Das wollte und konnte ich nicht akzeptieren. Ich verabschiedete mich von dem Arzt und begann noch am selben Tag, mich eingehend über das große Thema „Arthrose" zu informieren.

Ich wusste und weiß, dass eine Arthrose nicht geheilt werden kann. Aber das Fortschreiten der Erkrankung lässt sich deutlich verlangsamen, ja sogar aufhalten. Ich hatte mir fest vorgenommen, meine

Arthrose auch ohne Gelenkersatz und tägliche Chemiebomben mit all ihren zum Teil starken Nebenwirkungen in den Griff zu bekommen. Und das ist mir auch gelungen.

Die Diagnose „Arthrose" bekam ich nun vor fast zehn Jahren. Ein Gelenkersatz war bis jetzt nicht notwendig. Und chemische Schmerzmittel muss ich nur noch sehr selten einnehmen. Sicher fragen Sie jetzt, wie ich das geschafft habe.

Eigentlich ist die Antwort ganz einfach: viel gesunde, aber gelenkschonende Bewegung, eine Ernährung, die aus viel Gemüse und Obst besteht, aber weitestgehend auf Fleisch verzichtet, durch pflanzliche und andere Naturheilmittel und – das ist besonders wichtig – durch eine positive Lebenseinstellung.

Damit auch Sie trotz Arthrose wieder schmerzfrei oder doch zumindest schmerzarm durchs Leben gehen können, habe ich meine Erfahrungen hier für Sie niedergeschrieben.

Ihre

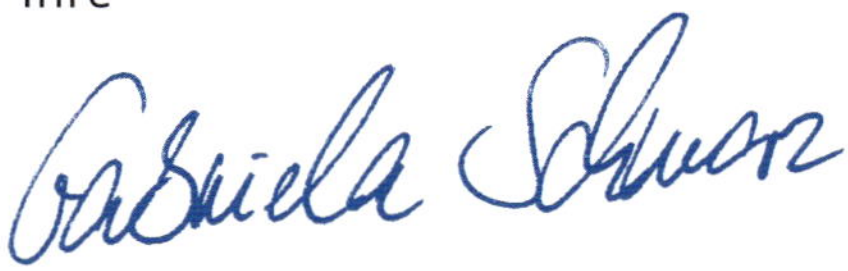

Gabriela Schwarz
Medizin-Redakteurin · Arthrose-Expertin

Arthrose

Die Arthrose gilt weltweit als die häufigste Gelenkerkrankung des erwachsenen Menschen. Allein in Deutschland leiden rund acht Millionen Menschen unter einer Arthrose – Tendenz steigend. Betroffen sind vor allem die Knie-, Hüft- und Schultergelenke. Aber auch in den Finger- und Wirbelgelenken kann eine Arthrose auftreten.

Hier einige Zahlen rund um Arthrose:

- Acht Millionen Menschen in Deutschland leiden unter einer Arthrose.
- 40 Millionen Deutsche haben bereits nachweisbare arthrotische Gelenkveränderungen.
- Bei 50 Prozent der Betroffenen beruht die Arthrose auf einer mechanischen Überbelastung der Gelenke durch den Beruf (beispielsweise der Fliesenleger, der den Großteil seiner Arbeitszeit knien muss) oder durch Übergewicht. In 30 Prozent gehen einer Arthrose Sportverletzungen voraus, beispielsweise Meniskusverletzungen. Für 20 Prozent sind Fehlstellungen der Beine, also O- oder X-Beine verantwortlich.
- Ab dem 60. Lebensjahr leidet die Hälfte der Frauen, aber nur ein Drittel der Männer unter einer Arthrose. Wahrscheinlich spielen hier hormonelle Prozesse während der Wechseljahre eine Rolle.
- In Deutschland werden jedes Jahr mehr als 375.000 Operationen zum Ersatz des Hüft- oder Kniegelenks durchgeführt. Darin enthalten sind mehr als 43.600 Operationen, bei denen ein künstliches Gelenk ausgetauscht wird.

- Jährlich verursacht die Arthrose in Deutschland Kosten im Gesundheitssystem von etwa zehn Milliarden Euro.
- Jährlich gibt es in Deutschland etwa 40 Millionen Arztkonsultationen aufgrund einer Arthrose.
- Jährlich gibt es in Deutschland etwa 50 Millionen Fehltage aufgrund arthrosebedingter Arbeitsunfähigkeit.
- 40 Prozent aller Rehamaßnahmen und 25 Prozent aller vorzeitigen Berentungen gehen auf das Konto der Arthrose.

Was ist Arthrose?

Bei einer Arthrose handelt es sich um eine Gelenkerkrankung, gekennzeichnet durch eine großflächige Schädigung des Gelenkknorpels. Einmal im Gelenk aufgetreten, schreitet die Erkrankung weiter fort.

Angestoßen wird eine Arthrose meist durch ein über längere Zeit andauerndes Missverhältnis von Belastung und Belastbarkeit eines Gelenks. Damit wir verstehen, welche Prozesse bei einer Arthrose ablaufen, müssen wir uns mit dem Aufbau unserer Gelenke beschäftigen.

Unsere Gelenke

Bei den Gelenken handelt es sich um die beweglichen Verbindungsstücke zwischen den Knochenenden. So verbindet beispielsweise das Kniegelenk Unter- und Oberschenkel. In unserem Körper gibt es mehr als 100 Gelenke. Jeden Tag bewegen wir uns, wir drehen uns, wir strecken uns, wir greifen, wir gehen. Dass wir dies alles ohne Einschränkung können, verdanken wir unseren Gelenken.

Im Wesentlichen haben unsere Gelenke drei Aufgaben:

1. Sie federn harte Bewegungen ab, und zwar mithilfe des Gelenkknorpels. Dieser Stoßdämpfer, ein glatter, elastischer Überzug, schützt das Gelenk und garantiert so einen reibungslosen und perfekten Bewegungsablauf.
2. Sie geben Halt. Denn spezielle Strukturen im Gelenk – Teile der Gelenkkapsel und die Gelenkbänder – erlauben bestimmte Bewegungen, andere dagegen verhindern sie. So sind falsche Bewegungen unter normalen Umständen unmöglich.
3. Sie ermöglichen Bewegung. Dafür verantwortlich ist ein von der inneren Gelenkschleimhaut gebildeter Flüssigkeitsfilm, die Gelenkschmiere.

Das gesunde Gelenk

Abhängig von der Funktion sind unsere Gelenke unterschiedlich aufgebaut. Sie verfügen über verschiedene Bewegungsachsen, die unterschiedliche Beweglichkeit ermöglicht. So arbeiten beispielsweise Scharniergelenke wie das Knie- und das Ellenbogengelenk nur in einer Achse. Sie lassen sich nur beugen und strecken. Mehr Bewegung erlauben die Eiergelenke, zu denen das Handgelenk zählt.

Mit einem solchen Gelenk können Sie Beuge- und Streckbewegungen ausführen und auch Bewegungen von einer Seite zur anderen. Auch die Sattelgelenke lassen sich beugen und strecken. Zusätzlich sind Seitwärtsbewegungen möglich. Über ein Sattelgelenk ist beispielsweise der Daumen mit dem Handgelenk verbunden.

Deutlich beweglicher sind die Kugelgelenke, zu denen zum Beispiel das Hüft- und das Schultergelenk gehören. Aufgrund ihres Aufbaus durch einen kugelförmigen Gelenkkopf und eine hohle kugelförmige Gelenkpfanne können sich Kugelgelenke in sechs verschiedene Richtungen bewegen, nämlich nach vorn und hinten, nach rechts und links sowie sich ein- und ausdrehen.

Doch egal, um welches Gelenk es sich handelt, jedes besteht aus einem Gelenkkopf und einer Gelenkpfanne. Beide passen ineinander wie der Schlüssel in das Schloss.

Manche Gelenke wie das Kniegelenk verfügen zusätzlich über eine Gelenkzwischenscheibe, den Meniskus. Die Stabilität der Gelenke wird durch Bänder, Sehnen und Muskeln gewährleistet. Jedes Gelenk ist von einer Kapsel umgeben, die das Gelenk vor falschen Bewegungen schützt und an der die Bänder befestigt sind.

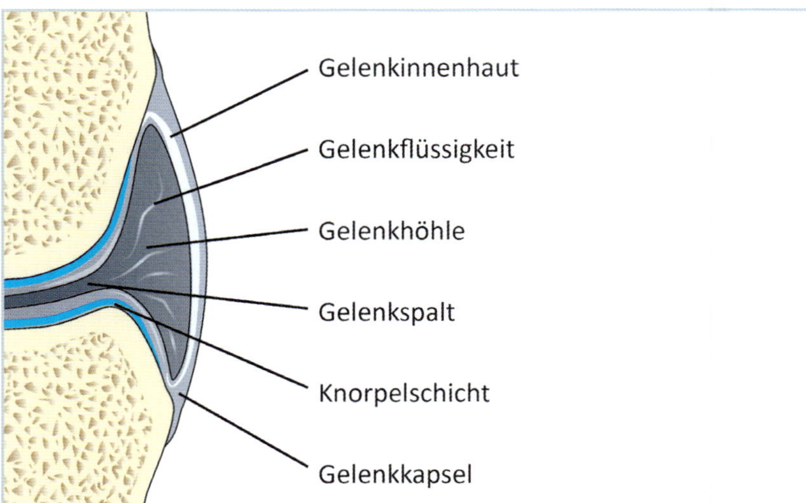

Schematischer Aufbau eines gesunden Kniegelenks

In der Gelenkhöhle liegen die Knochenenden, beim Knie also Unter- und Oberschenkel. Außerdem befindet sich in der Gelenkhöhe auch der Gelenkspalt, der bei einer Arthrose eine entscheidende Rolle spielt. Nach außen grenzt die Gelenkkapsel die Gelenkhöhle ab. Sie besteht aus einer äußeren Bindegewebsschicht sowie einer elastischen und stark durchbluteten Innenhaut. Gelenkkopf und -pfanne sind von einer Knorpelschicht überzogen. Sie wirkt wie ein Puffer und verhindert, dass die Knochen bei Bewegung aufeinander reiben. Außerdem federt sie die bei jeder Bewegung auftretende Belastung ab. Die Dicke dieser Schicht variiert zwischen 0,5 und 5 mm.

Die Knorpelschicht ist eine elastische Masse aus Wasser, Zuckereiweißen und mehreren Schichten von Kollagenfasern, die eng miteinander verflochten sind.

Zusätzlich verhindert eine zähflüssige Substanz, die Gelenkflüssigkeit (Synovialflüssigkeit), die Reibung der an der Bewegung beteiligten Knochen in der Gelenkhöhle. Diese wird von der Gelenkinnenhaut produziert. Unter Druckbelastung bildet sie einen Gleitfilm zwischen den Knorpelschichten.

Zusätzlich ist die Gelenkflüssigkeit für die Ernährung des Gelenkknorpels zuständig. Dieser kann sich nicht selbst ernähren, da er weder von Gefäßen noch von Nerven durchzogen ist. Bei jeder Bewegung des Gelenks werden die benötigten Nährstoffe in das Knorpelgewebe mechanisch „eingearbeitet". Gleichzeitig werden anfallende Abfallprodukte über die Gelenkflüssigkeit wieder abtransportiert.

Für einen optimalen Gelenkstoffwechsel ist also Bewegung unabdingbar: Bei Belastung gelangen Abbauprodukte aus dem Knorpel in die Gelenkflüssigkeit und von dort ins Blut. Wird das Gelenk wieder entlastet, saugt der Knorpel die Nährstoffe aus der Gelenkflüssigkeit auf.

Wie verläuft eine Arthrose

Am Anfang einer Arthrose steht ein gestörtes Gleichgewicht des Knorpelstoffwechsels, bei dem knorpelabbauende Prozesse überwiegen. Dadurch wird Knorpelgewebe abgebaut und es entstehen Risse in der Knorpeloberfläche. Das Knorpelgewebe kann seine wichtigste Aufgabe, Abpuffern von Stößen, nicht mehr erfüllen. Es wird nicht mehr ausreichend mit Nährstoffen versorgt, was den Untergang der Knorpelzellen zur Folge hat. Dabei werden Substanzen freigesetzt, die den Knorpel angreifen und somit seine Zerstörung forcieren.

Der Verlauf einer Arthrose wird in vier Stadien eingeteilt.

1. Stadium: leichte oberflächliche Verletzungen des Knorpels. In diesem Stadium verspüren die Betroffenen meist noch keine oder nur geringe Beschwerden.

2. Stadium: Einrisse und großflächige Verletzungen des Knorpels. Dadurch können im Gelenk Entzündungen entstehen. In diesem Stadium treten meist die ersten Beschwerden auf. Nach längeren Ruhephasen macht sich der sogenannte „Anlaufschmerz" bemerkbar, der jedoch nach einigen Schritten wieder verschwindet. Auch längeres Gehen, hier vor allem bergab, verursacht Schmerzen, die die Patienten zu einem Arztbesuch veranlassen.

3. Stadium: große Risse, breite Verletzungen und Abrieb des Knorpels. Allerdings bedeckt der Knorpel noch den Knochen. Der Gelenkspalt verengt sich nun nach und nach. Die Schmerzen werden unter Belastung stärker, die Beweglichkeit des betroffenen Gelenks ist in diesem Stadium bereits beeinträchtigt.

4. Stadium: Das Knorpelgewebe ist nun fast ganz abgebaut. Die Knochen reiben bei Belastung aufeinander. Der Gelenkspalt ist verschwunden.

Dies führt nun auch in Ruhe zu teils extremen Schmerzen. Die Beweglichkeit ist erheblich eingeschränkt. Das Gelenk versteift.

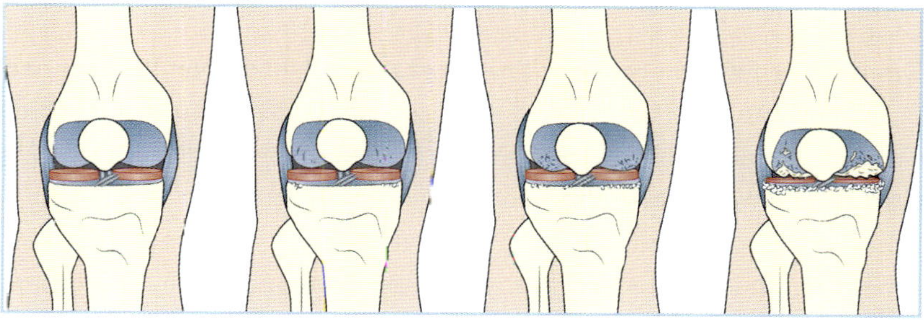

Die Arthrose verläuft in vier Stadien

Ist Arthrose wirklich nur Verschleiß?

Neueste wissenschaftliche Forschungen weisen darauf hin, dass es sich bei der Arthrose um weit mehr als nur eine Verschleißerkrankung handelt. Doch was außer Verschleiß kann dazu führen, dass unsere Gelenke ihre Beweglichkeit verlieren und zu schmerzen beginnen? Forscher vermuten, dass das, was bei den Menschen am Ende des Lebens passiert, seinen Ursprung am Anfang des Lebens hat. Noch vor unserer Geburt, also im Embryonalstadium, läuft im Körper eine Art Ruheprogramm ab. In der Embryonalzeit bestehen unsere Knochen ausschließlich aus Knorpelgewebe.

Erst nach und nach wird dieses Gewebe bis zur Geburt zu Knochen umgebaut. Nur an ganz bestimmten Stellen, den Gelenken, bleibt der Knorpel bestehen. Dort stoppt das Programm.

Damit sind unsere Gelenke für die Anforderungen des Lebens optimal vorbereitet. Denn die Kombination aus stabilem Knochengerüst und schmaler Knorpelschicht ermöglicht uns unglaubliche Leistungen.

Der Knorpel ist außerordentlich stabil. Er hält Lasten von mehreren 100 Kilo und extreme Positionen aus. Das ermöglicht ihm sein besonderer Aufbau.

Das Knorpelgewebe muss ständig instand gehalten werden. Das erledigen Zellen. Sie sitzen allein oder zu zweit in Hohlräumen des Gewebes. Fortwährend erneuern sie es und ersetzen alte Fasern und Eiweißketten durch neue. Oft geht das viele Jahre gut. Doch schließlich geschieht etwas Merkwürdiges – bei dem einen früher, bei dem anderen später: In den Gelenken passiert wieder etwas. Die Zellen beginnen, die Knorpelsubstanz zu zerstören. Sie starten wieder das Urprogramm, wie beim Embryo, und bauen Knorpelgewebe ab. Einige Knorpelzellen sterben dabei, andere verwandeln sich in Knochenzellen. Sie bauen den Knorpel zu Knochen um. Seitlich am Gelenk entstehen knöcherne Ausläufer. Sie schränken die Beweglichkeit deutlich ein. Das Programm, das uns als Embryo fit fürs Leben gemacht hat, macht uns jetzt steif und unbeweglich.

Wie macht sich eine Arthrose bemerkbar?

Vor allem im Anfangsstadium werden Sie von einer Arthrose sicher nichts bemerken. Es gibt sogar Menschen, die selbst im Stadium 4 der Arthrose keine Beschwerden verspüren. Bei mir verlief die Arthrose klassisch. Als ich wegen der Schmerzen und der deutlich reduzierten Belastbarkeit meiner Kniegelenke einen Orthopäden aufsuchte, lag bereits das Spätstadium einer Arthrose vor. Meist verspüren die Betroffenen zuerst den sogenannten Anlaufschmerz.

Die Schmerzen machen sich also nach einer längeren Ruhephase bemerkbar. Ganz typisch sind Schmerzen nach dem morgendlichen Aufstehen, der aber dann nach den ersten Schritten wieder verschwindet, und die Morgensteifigkeit. Häufig ist im Anfangsstadium auch nur eine bestimmte Bewegung, zum Beispiel das Abwinkeln, Beugen oder Strecken des Knies, mit Schmerzen verbunden. Diese Phase kann sich über mehrere Jahre hinziehen.

Im weiteren Verlauf der Erkrankung kommen dann auch Ermüdungs- oder Belastungsschmerzen hinzu. Sie entstehen, weil der Körper die durch den Knorpelabrieb anfallenden Gewebs- und Zelltrümmer abbaut. Dazu dienen Enzyme, die ihrerseits selbst den bereits geschädigten Knorpel attackieren und so eine entzündliche Reaktion im Gelenk auslösen können. Das Gelenk schwillt dann an. Die Medizin spricht hier von einer aktivierten Arthrose.

Die Schmerzen werden stärker und treten nicht nur unter Belastung, sondern nun auch in Ruhe auf, beispielsweise nachts. Muskelverspannungen und Bewegungseinschränkungen kommen hinzu.

Mit fortschreitender Arthrose ist die Beweglichkeit des Gelenks immer weiter eingeschränkt. Letztendlich kommt es zu Verformung, Zerstörung und Versteifung des Gelenks. Vor allem wenn das Kniegelenk von einer Arthrose betroffen ist, verliert das Gelenk an Stabilität und es können sich X- oder O-Beine bilden.

Hier die Beschwerden einer Arthrose auf einem Blick:

- Belastungsschmerzen
- Anlaufschmerzen
- Morgensteifigkeit
- Knirschen im Gelenk
- Ruheschmerzen im fortgeschrittenen Stadium
- verspannte Muskeln und Sehnen
- eingeschränkte Beweglichkeit

- Schonhaltung
- Gelenkentzündungen (aktivierte Arthrose)
- Gelenkerguss (vor allem bei Kniearthrose)
- Gelenkschwellungen
- Muskelschwäche
- Instabilität des Gelenks mit eventuellen Fehlstellungen

Circulus vitiosus

Die Arthrose verläuft wie ein circulus vitiosus (ein Teufelskreis): Je stärker die Belastung, desto mehr Abrieb des Knorpels und desto massiver wird die Entzündung – je heftiger die Entzündung, desto mehr wird der Knorpel geschädigt – je mehr der Knorpel geschädigt wird, desto stärker ist der Knorpelabrieb. Die Gelenkentzündung und die veränderte mechanische Belastung führen schließlich zu verschiedenen unerwünschten Reaktionen der benachbarten Knochen.

Welche Risikofaktoren gibt es?

Es gibt eine Vielzahl von Risikofaktoren, die die Entwicklung einer Arthrose begünstigen. An erster Stelle steht hier das Alter. Tritt die Erkrankung vor dem 30. Lebensjahr verhältnismäßig selten auf, nämlich nur bei rund 1,6 Prozent der Menschen dieser Altersgruppe, so erhöht sich der Anteil der Arthrose-Patienten bis zum 50. Lebensjahr auf 14,6 Prozent. In der sechsten Lebensdekade sind dann rund 30 Prozent der Frauen und 25 Prozent der Männer erkrankt.

Ab dem 60. Lebensjahr sind es dann gut die Hälfte der Frauen und ein Drittel der Männer. Und ja, Sie lesen richtig: Frauen trifft es vor allem ab dem 50. Lebensjahr deutlich häufiger als Männer.

Warum dies so ist, darüber liegen noch keine gesicherten Erkenntnisse vor. Die Wissenschaft geht jedoch davon aus, dass hormonelle Faktoren wie die Wechseljahre hier eine Rolle spielen.

Doch warum erkranken vor allem ältere Menschen an einer Arthrose? Das liegt daran, dass das Gelenk wie alle Körperstrukturen einem Alterungsprozess unterliegt. Der Gelenkknorpel verliert an Elastizität und ist so anfälliger für Verletzungen.

Dazu trägt auch bei, dass sich ältere Menschen nicht mehr so viel bewegen und so der Gelenkknorpel nicht mehr ausreichend mit Nährstoffen versorgt wird.

Ein sehr wichtiger Risikofaktor für die Entstehung einer Arthrose ist auch Übergewicht. In mehreren Studien wurde ein direkter Zusammenhang zwischen dem Body-Mass-Index (BMI) und dem Auftreten einer Arthrose vor allem im Kniegelenk beobachtet.

Je mehr Kilos wir zu viel auf die Waage bringen, desto stärker werden besonders die Kniegelenke belastet, und umso wahrscheinlicher ist es, dass wir an einer Arthrose erkranken.

Der Body-Mass-Index (BMI)

Der BMI gilt als Messwert, um das Körpergewicht zu beurteilen. Er errechnet sich aus dem Körpergewicht in Kilogramm dividiert durch das Quadrat der Körpergröße in Meter.

Bei einer 1,70 m großen Person, die 70 kg wiegt, würde sich also ein BMI von 24 ($70\ kg/(1{,}70\ m)^2$) ergeben. Der „ideale BMI" hängt vom Alter ab. Bei älteren Menschen sind ein paar Kilo zu viel auch medizinisch vertretbar.

Die folgenden Angaben zeigen Ihnen die optimalen BMI-Werte für unterschiedliche Altersklassen:

19–24 Jahre: 19 bis 24

25–34 Jahre: 20 bis 25

35–44 Jahre: 21 bis 26

45–54 Jahre: 22 bis 27

55–46 Jahre: 23 bis 28

Über 64 Jahre: 24 bis 29

Der BMI ist jedoch nur ein Richtwert und keineswegs das einzige Mittel zur Beurteilung des Gewichts. Denn ein hohes Gewicht kann beispielsweise auch durch Muskelmasse, Wassereinlagerungen und/oder Knochenmasse statt nur durch Fett entstehen.

So haben Sportler oft einen hohen BMI, ohne große Fettspeicher aufzuweisen. Um das Gewicht, und das daraus resultierende Risiko für verschiedene Erkrankungen genau beurteilen zu können, müssen alle Körperbestandteile wie Fett, Wasser und Muskelmasse bestimmt werden.

Jedes Kilo Körpergewicht belastet die Gelenke bereits beim Gehen um den Faktor 5 bis 6. Beim Joggen ist es noch deutlich mehr.

Hier ein Beispiel: Wenn Sie 10 Kilo zu viel wiegen, dann werden Ihre Knie- und Hüftgelenke bei jedem Spaziergang pro Schritt um 60 Kilogramm mehr belastet als bei Normalgewicht. Dass dies nicht spurlos an den Gelenken vorbeigeht, leuchtet ein.

Aus diesem Grund steht übrigens der Abbau von Übergewicht bei der Behandlung einer Arthrose ganz oben auf der To-do-Liste.

Ein weiterer Risikofaktor für die Entstehung einer Arthrose vor allem im jüngeren Alter sind Gelenkverletzungen, beispielsweise beim Sport, und Fehlhaltungen wie O- oder X-Beine.

Fehlstellungen der Beine

Eine Fehlstellung der Beine, sogenannte O- oder X-Beine, treten meist schon im Kindesalter auf. Seit rund 20 Jahren richtet sich deshalb bei allen Kindern im Rahmen der altersentsprechenden Vorsorgeuntersuchungen ein besonderes Augenmerk auf solche Fehlstellungen. Allerdings haben Kinder im Alter zwischen eins und fünf oft X-Beine. Die Fehlstellung wächst sich aber meist aus.

Bei Erwachsenen können sich O- oder X-Beine auch durch exzessives Reiten oder auch beispielsweise durch einen Unfall entwickeln. Ich bin ein gutes Beispiel dafür: Aufgrund meiner verschiedenen Beinbrüche hat sich meine Beinstellung verändert. Aus einer vorher nur im Röntgenbild zu erkennenden Fehlstellung wurden leider deutlich sichtbare O-Beine.

Bei X-Beinen berühren sich die Knie, auch wenn die Füße auseinanderstehen. Bei O-Beinen berühren sich die Knie selbst dann nicht, wenn die Beine geschlossen sind.

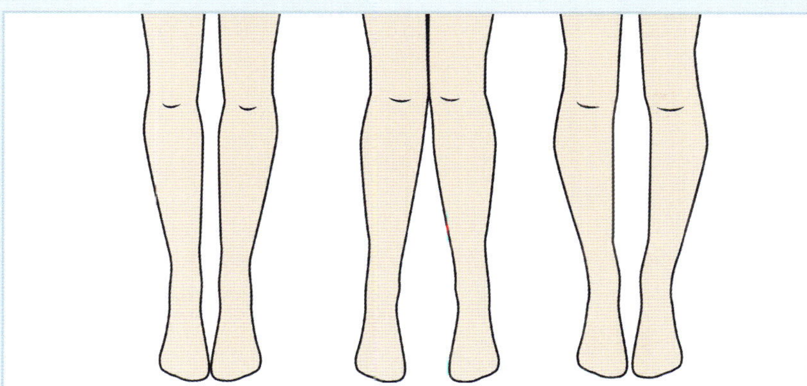

normal *X-Beine* *O-Beine*

Die Risikofaktoren einer Arthrose auf einen Blick:

- Alter
- Angeboren Fehlstellungen wie X- oder O-Beine
- Ständige Überbelastung bzw. einseitige Belastung beim Sport oder im Beruf
- Bewegungsmangel und Übergewicht
- Gelenkverletzungen in der Vergangenheit
- Entzündungen im Gelenk
- Hormon- oder Stoffwechselstörungen sowie erbliche Veranlagung
- Weibliches Geschlecht (gilt für Arthrose des Knie- und Fingergelenks)

Entsprechend der Risikofaktoren Übergewicht, Fehlstellungen und ständige Überbelastung sind Knie- und Hüftgelenk am häufigsten von einer Arthrose betroffen. Als Nächsten folgen Schulter- und Fingergelenke.

Das können Sie für Ihre Knie- und Hüftgelenke tun

Erhebungen haben gezeigt, dass bis zu 90 Prozent aller über 60-Jährigen an einer Arthrose des Kniegelenks leiden. Mit meinen Tipps können Sie einer solchen Arthrose vorbeugen:

- Setzen Sie das Kniegelenk so selten wie möglich extremen Stoßbelastungen aus.
- Meiden Sie Sportarten, die die Gelenke erheblich belasten, beispielsweise Tennis oder Fußball. Wie wäre es stattdessen mit Nordic Walking, Langlauf oder Schwimmen? Das gilt natürlich erst recht, wenn bei Ihnen bereits eine Arthrose festgestellt wurde.
- Reduzieren Sie eventuell vorhandenes Übergewicht.

- Verringern Sie die Verletzungsgefahr beim Sport durch vorheriges Aufwärmen.
- Auch wenn wir Frauen es nicht gern hören: Meiden Sie High Heels, tragen Sie stattdessen Schuhe mit stoßdämpfenden Sohlen und niedrigen Absätzen.
- Tragen Sie Einlagen, um eventuell vorhandene Fehlstellungen zu korrigieren.
- Legen Sie bei einseitiger Belastung oder extremer sportlicher Betätigung Kniebandagen an.
- Vermeiden Sie tiefe Kniebeugen und langes Stehen.
- Kräftigen Sie die das Gelenk umgebende Muskulatur.
- Achten Sie beim Gehen, Stehen und vor allem beim Sitzen auf eine optimale – aufrechte – Körperhaltung.
- Beseitigen Sie Stolperfallen in Ihrer Wohnung. Knochenbrüche können das Risiko für die Entstehung einer Arthrose erheblich erhöhen.

Wie stellt der Arzt eine Arthrose fest?

Die meisten Arthrose-Patienten suchen aufgrund der fehlenden Beschwerden oder Beeinträchtigungen im Frühstadium erst in einem fortgeschrittenen Erkrankungsstadium einen Orthopäden auf. Die für eine Arthrose typischen Symptome wie Gelenkschmerzen und eingeschränkte Beweglichkeit liefern dem Arzt dann bereits erste Hinweise auf eine Arthrose. Vor allem bei einer Arthrose des Knie- oder Hüftgelenks ist das Gangbild des Patienten sehr aussagekräftig.

Ausführliches Gespräch (Anamnese)

Jede Diagnose beginnt mit einem ausführlichen „Interview" durch den Arzt. Er wird Sie unter anderem nach Ihrer Lebens- und Ernährungsweise fragen, nach eventuellen Gelenkverletzungen oder Knochenbrüchen, nach Ihrer körperlichen Fitness, eventuellem Übergewicht, nach ähnlichen Krankheitsverläufen in der näheren Verwandtschaft und nach Medikamenten, die Sie zurzeit einnehmen. Auch wird sich Ihr Arzt nach Ihrer Belastung im Beruf und Ihrer sportlichen Betätigung erkundigen.

Beschreiben Sie dem Arzt Ihre Beschwerden so genau wie möglich. Teilen Sie ihm Art, Dauer und Intensität des Schmerzes und auch der Bewegungseinschränkungen mit.

Körperliche Untersuchung

Nun folgt die ausführliche körperliche Untersuchung. Der Arzt wird Ihr Gelenk großflächig abtasten, medizinisch als Palpation bezeichnet, und auch nach Muskelverhärtungen, Ergüssen und Schwellungen sowie vor allem im fortgeschrittenen Arthrose-Stadium nach Knochenveränderungen suchen. Er wird Funktion und Beweglichkeit der einzelnen Gelenke prüfen. Bei Verdacht auf eine Arthrose des Knie- oder Hüftgelenks wird der Arzt die Länge Ihrer Beine bestimmen und die Körperachse vermessen, um eine mögliche Achsenabweichung festzustellen. Mögliche Schonhaltung und mögliche Fehlstellungen erkennt der Arzt an Ihrem Gang und Ihrer Körperhaltung.

Außerdem wird er testen, wie Ihre Arme und Beine auf bestimmte Reize reagieren. So kann er ausschließen, dass Nerven am Krankheitsgeschehen beteiligt sind.

Laboruntersuchungen

Es gibt keine speziellen Blutparameter, die auf eine Arthrose hinweisen. Doch hilft die Blutuntersuchung, die Arthrose von anderen Gelenkerkrankungen wie der rheumatoiden Arthritis abzugrenzen. So deutet eine erhöhte Blutkörperchensenkungsgeschwindigkeit (BSG) auf einen entzündlichen Vorgang im Körper hin, wie er bei der rheumatoiden Arthritis abläuft.

Auch mithilfe des im Blut bestimmten sogenannten C-reaktiven Proteins (CRP) lässt sich eine Arthrose von anderen entzündlichen Gelenkerkrankungen unterscheiden. Erhöhte Werte gehen mit einem entzündlichen Prozess einher. Weitere Blutparameter werden bei Verdacht auf Arthrose nicht routinemäßig bestimmt.

Arthrose und Arthritis: ähnliche Beschwerden, verschiedene Ursachen

Die beiden Krankheitsbezeichnungen Arthrose und Arthritis werden im Volksmund oft gleichbedeutend verwendet. Es handelt sich aber um unterschiedliche Erkrankungen der Gelenke, mit unterschiedlichen Ursachen und Therapieoptionen. Ich habe Ihnen hier die wichtigsten Informationen dazu zusammengetragen.

Arthrose und Arthritis zählen zu den Erkrankungen des rheumatischen Formenkreises. Beide sind mit erheblichen Gelenkschmerzen verbunden. Gemeinsam sind beiden Erkrankungen auch die Bewegungseinschränkungen. Eine weitere Gemeinsamkeit sind die Gelenkentzündungen. Diese treten allerdings bei der Arthrose erst im fortgeschrittenen Stadium auf. Bei der Arthritis gehört die Gelenkentzündung dagegen von Anfang an zum Krankheitsbild.

Das wäre es dann auch schon mit den Gemeinsamkeiten. Die wichtigsten Unterschiede sind:

	Arthrose	Arthritis
Anzeichen	Anlaufschmerzen; anfangs nur leichte Schmerzen, später stärkere Schmerzen unter Belastung, im fortgeschrittenen Stadium auch in Ruhe; Bewegungseinschränkungen; Entzündungen erst im fortgeschrittenen Stadium; Entwicklung über einen langen Zeitraum	Morgensteifigkeit; Schmerzen, die unter Belastung erheblich stärker werden; gerötetes, heißes und geschwollenes Gelenk; Bewegungseinschränkungen; allgemeines Krankheitsgefühl; Gelenkerguss; erhöhte Entzündungsparameter; bereits im Frühstadium deutliche Veränderungen des Gelenks; beginnt spontan; Zerstörung der betroffenen Gelenke; schubweiser Verlauf
Ursachen	mechanische Abnutzung durch Überbelastung aufgrund von Übergewicht, alten Verletzungen, angeborenen Fehlstellungen	Entzündung, ausgelöst durch Erreger oder evtl. durch Reaktion auf körpereigene Strukturen (rheumatoide Arthritis); erbliche Faktoren werden diskutiert
Vorkommen	hauptsächlich Menschen ab 50 Jahren; Kinder und Jugendliche extrem selten; häufigste Form der Gelenkerkrankungen	Kinder, Jugendliche und Menschen im mittleren Alter; relativ seltene Gelenkerkrankung

	Arthrose	Arthritis
betroffene Gelenke	hauptsächlich Knie- und Hüftgelenk sowie Handgelenk	Fingergelenke; immer symmetrischer Befall beider Gelenke

Verschleiß macht Entzündung, Entzündung macht Verschleiß

Bei einer Arthritis besteht von Anfang an eine Entzündung des Gelenks. Wird diese chronisch, dann wird auch der Gelenkknorpel geschädigt. Im schlimmsten Fall kann eine Arthritis den Gelenkknorpel und schließlich das gesamte Gelenk zerstören. Bei einer Arthrose kann der beeinträchtigte Gelenkknorpel im fortgeschrittenen Stadium zu einer Gelenkentzündung führen. Wegen dieser Zusammenhänge und Wechselwirkungen gibt es den Begriff „Arthrose" im internationalen Sprachgebrauch nicht mehr. Man spricht stattdessen von einer Osteoarthritis, also von einer „von Knochen- oder Knorpelgewebe ausgehenden, entzündlichen Erkrankung eines Gelenks".

Röntgen

Bei der Diagnose einer Arthrose spielen bildgebende Verfahren eine sehr wichtige Rolle. An erster Stelle steht hier die Röntgenuntersuchung, mit der Veränderung der knöchernen Gelenkform sichtbar werden.

Anhand des Abstands der am Gelenk beteiligten Knochen zueinander und der Breite des Gelenkspalts kann der Arzt nicht nur den Schweregrad der Erkrankung, sondern auch den Zustand des Gelenkknorpels einschätzen.

Denn je schmaler der Gelenkspalt, desto weniger Gelenkknorpel ist noch vorhanden und desto weiter fortgeschritten ist die Arthrose.

Außerdem zeigt das Röntgenbild, eventuelle stierhornartige Ausläufer, sogenannte Osteophyten, die der Gelenkknochen häufig bei einer Arthrose bildet. Da all diese Veränderungen jedoch erst in einem fortgeschrittenen Arthrose-Stadium vorhanden sind, liefert das Röntgenbild im Frühstadium der Erkrankung keine wesentlichen Informationen.

Ein weiterer Nachteil ist die Belastung des Patienten durch die Röntgenstrahlen.

Magnetresonanztomografie (MRT)

Sollte das Röntgenbild keine eindeutige Diagnose ermöglichen oder benötigt der Arzt noch weitere Informationen über das Gelenk, wird er eine Magnetresonanz- oder Kernspintomografie empfehlen.

Diese Untersuchungsmethode arbeitet ohne Strahlung, sondern liefert detaillierte Schnittbilder, die die Gewebe um das betroffene Gelenk aufgrund des unterschiedlichen Wassergehaltes abbilden. So kann mit dem MRT bereits Knorpelveränderungen erkannt werden, wenn das Röntgenbild noch völlig unauffällig ist.

Zur Untersuchung liegt der Patient mit der zu untersuchenden Körperregion in einem röhrenförmigen Magneten. Viele radiologische Praxen haben heute auch MRT-Geräte, die nur aus einem großen Ring bestehen, der über die betroffene Körperregion fährt.

Während der Untersuchung müssen Sie vollkommen still liegen und gleichmäßig atmen. Für viele Patienten unangenehm ist, dass das Gerät während der Aufnahme der vielen Einzelbilder laute Klopfgeräusche verursacht. Dagegen helfen Kopfhörer, die in vielen radiologischen

Praxen bereits angeboten werden. Manchmal wird für aussagekräftigere Bilder ein Kontrastmittel in die Vene injiziert.

In seltenen Fällen können hier Unverträglichkeits- oder allergische Reaktionen auftreten.

Computertomografie (CT)

Die Computertomografie ist eine computergestützte Röntgenuntersuchung. Jedoch liefert das CT auch Schichtaufnahmen der Weichteile. Dadurch können Krankheitsherde erkannt werden, die im Röntgenbild nicht zu sehen sind.

Die Diagnose „Arthrose" steht

Wenn alle Untersuchungen die Diagnose „Arthrose" nahelegen, wird der Arzt Sie ausführlich beraten. Er wird mit Ihnen folgende Punkte besprechen:

- Wie verläuft die Erkrankung?
- Wie sollen Sie sich im Alltag verhalten?
- Wie können Sie den verschiedenen Risikofaktoren entgegenwirken?
- In welchem Ausmaß dürfen Sie das betroffene Gelenk noch belasten?
- Welche Behandlungsmöglichkeiten gibt es?

Welche Therapiemaßnahmen bietet die Schulmedizin?

Auch wenn eine Arthrose auch nach dem aktuellen Stand der Wissenschaft nicht vollständig geheilt werden kann, bieten die Schulmedizin und die Naturheilkunde viele verschiedene Optionen, mit denen Sie Ihr Gelenk unterstützen und Beschwerden lindern können.

Mit vielen Maßnahmen können Sie das Fortschreiten der Erkrankung verlangsamen und sogar ganz aufhalten.

ACHTUNG!

Auch wenn Sie einige Schmerzmittel und nicht-steroidale Antirheumatika zumindest in begrenzter Menge in den Apotheken ohne Rezept bekommen, sollten Sie immer Ihren Arzt fragen, ob und in welcher Dosierung ein Medikament geeignet ist. Denn frei verkäuflich bedeutet nicht, dass das Medikament frei von Nebenwirkungen ist!

Medikamente
(Nicht-steroidale Antirheumatika, Kortison, Opioide, Hyaluronsäure-Präparate)

Zu den von der Schulmedizin bei Arthrose verordneten Mitteln gehören vor allem nicht-steroidale Antirheumatika (NSAR), Kortison und Hyaluronsäure-Präparate. Mit all diesen Medikamenten, die als Salbe, Creme, Tablette und Injektion zur Verfügung stehen, sollen vor allem die Schmerzen gelindert oder sogar beseitigt, die Beweglichkeit verbessert und Entzündungen gehemmt werden. Die Ursachen einer Arthrose beseitigen sie nicht.

Schmerzmittel (Analgetika)

Die reinen Schmerzmittel können lediglich die Schmerzen lindern, wirken aber nicht auf Entzündungen. Zu den am häufigsten verabreichten Schmerzmitteln gehören Paracetamol und Metamizol – wobei Ersteres bei leichten bis mittleren Schmerzen wohl das Mittel der Wahl ist.

ACHTUNG!

Keinesfalls dürfen Sie die Höchstdosis von Paracetamol – Erwachsene 4 x 1 g pro Tag – überschreiten. Eine höhere Dosierung könnte die Leber irreversibel schädigen. Deshalb ist Paracetamol in Apotheken jetzt nur noch in geringen Mengen (10er-Packung) frei verkäuflich.

Nicht-steroidale Antirheumatika (NSAR)

NSAR enthalten kein Kortison (nicht-steroidal) und werden hauptsächlich gegen rheumatische Erkrankungen eingesetzt – daraus ergibt sich der Name nicht-steroidale Antirheumatika. Im Gegensatz zu den reinen Schmerzmitteln lindern NSAR nicht nur die Arthrose-Schmerzen, sondern sie hemmen zusätzlich die Entzündungsprozesse. Die bekanntesten Vertreter sind Acetylsalicylsäure (ASS), Ibuprofen, Diclofenac und Ketoprofen. In geringer Menge und Dosierung sind sie als Tabletten, Kapseln, Salben, Gele und Cremes rezeptfrei in der Apotheke erhältlich. In höheren Dosierungen und als Injektionen sind sie verschreibungspflichtig.

NSAR (außer Cremes, Salben und Gele) sind wegen ihrer möglichen Nebenwirkungen auf den Magen-Darm-Trakt – auch Magengeschwüre und -blutungen – sowie auf Nieren und Blutdruck keineswegs für den Dauereinsatz geeignet, sondern sollten nur über höchstens vier Tage eingenommen werden. Um die unerwünschten Begleiteffekte auf den Magen zu minimieren, verordnet der Arzt zusätzlich Magenschutzmittel wie Omeprazol. Seit einigen Jahren gibt es eine neue Generation verschreibungspflichtiger NSAR, die sogenannten Coxibe, medizinisch als selektive COX-2-Hemmer bezeichnet. Diese Substanzen haben eine den „alten" NSAR vergleichbare Wirkstärke, besitzen jedoch ein weitaus niedrigeres Nebenwirkungspotenzial.

Glukokortikoid-haltige Präparate

Glukokortikoide, umgangssprachlich auch als Kortison bekannt, reduzieren effektiv Entzündungen und die damit verbundenen Schmerzen. Diese Medikamente sind verschreibungspflichtig. Es gibt sie als Tabletten, aber auch zur Injektion direkt ins Gelenk. Zur Verfügung stehen die vier gängigsten Glukokortikoide Betamethason, Dexamethason, Triamcinolon und Prednisolon. Im Gegensatz zur Injektion ins Gelenk kann die langfristige Einnahme von Glukokortikoiden mit unerwünschten Wirkungen verbunden sein. So kann eine Osteoporose oder ein Bluthochdruck (Hypertonie) entstehen, außerdem kann sich ein sogenannter Kortison-Diabetes entwickeln.

Opioide

Bei Opioiden handelt es sich um natürliche Substanzen aus dem Milchsaft des Schlafmohns, meist jedoch um chemisch „nachgebaute" Substanzen. Zu den am häufigsten verordneten Opioiden in Deutschland zählen Tramadol, Morphin, Fentanyl, Oxycodon und Buprenorphin.

Die meisten Opioide gibt es nicht nur als Tabletten, sondern auch als Pflaster, aus denen der Wirkstoff erst allmählich freigesetzt wird. Bis auf Tramadol unterliegen die Opioide den besonders strengen Vorschriften des Betäubungsmittelgesetzes. Sie können also nur mit speziellen Rezepten, den sogenannten Betäubungsmittel-Rezepten (BTM-Rezepte) verschrieben werden.

Hyaluronsäure

Die Hyaluronsäure ist eine körpereigene Substanz, die in nahezu allen Organen und Geweben vorkommt, so auch in der normalen Gelenkflüssigkeit und im gesunden Knorpel.

Eine Injektion von Hyaluronsäure direkt ins Gelenk verbessert die Funktionen der Gelenkflüssigkeit als „Schmiermittel" deutlich. Viele Studien zeigen, dass unter einer Therapie mit Hyaluronsäure zumindest bei einer Arthrose im Anfangsstadium die Schmerzen deutlich zurückgehen und sich die Beweglichkeit des betroffenen Gelenks stark verbessert.

Neueste Forschungsansätze

Es wäre doch genial, wenn man bei einer Arthrose den Knorpelabbau stoppen oder verhindern könnte. Daran arbeiten Forscher der Universität Münster unter der Leitung von Professor Dr. med. Thomas Pap. Er und sein Team sind davon überzeugt, dass die Knorpelzellen selbst bei der Arthrose den Knorpel abbauen. Doch damit beginnen sie nicht einfach so.

Pap und seine Mitarbeiter haben herausgefunden, dass Knorpelzellen miteinander kommunizieren und Signale von außen empfangen. Diese Signale zu verstehen und zu entschlüsseln, ist nicht einfach, denn die Zellen leben sehr abgeschieden in Höhlen der Knorpelsubstanz. Trotzdem gelangen Botenstoffe aus der Umgebung zu ihnen und übermitteln ihnen Nachrichten, und zwar zunächst nur gute. Dazu gehört vor allem der Befehl, weiterhin altes Knorpelgewebe durch neues zu ersetzen. Fehlen diese Signale, bedeutet dies für die Knorpelzellen Stress. Sie beginnen damit, das Knorpelgewebe abzubauen und zu zerstören.

Doch welche Signale setzen die Zellen unter Stress? Ganz oben auf der Liste der Stressfaktoren steht Übergewicht.

Es wirkt auf zwei Wegen: 1. Das Übergewicht lastet direkt auf dem Knorpel. 2. Fettgewebe produziert entzündungsfördernde Substanzen, die das Krankheitsgeschehen verstärken können.

Trotzdem hat nicht jeder Mensch mit Übergewicht automatisch auch Arthrose. Es kommen mehrere Faktoren zusammen, beispielsweise genetische Parameter und Verletzungen.

Zurzeit suchen Pap und sein Team in der Gelenkflüssigkeit von Arthrose-Patienten nach Botenstoffen, die von den gestressten Knorpelzellen ausgeschüttet werden. Ein Eiweiß – Syndecan 4 – haben sie bereits identifiziert. Die Knorpelzellen bilden es nach Verletzungen selbst.

Im Tiermodell zeigte sich, dass das Eiweiß die Zerstörung des Gelenks einleitet. Syndecan 4 wird in die Oberfläche der Knorpelzellen eingebaut und funktioniert dort wie eine Antenne. An dieser Antenne können verschiedene Eiweiße andocken. Zu diesen gehören Botenstoffe, aber auch Enzyme, die den Knorpel letztendlich zerstören. Eins dieser Enzyme haben Pap und seine Mitarbeiter bereits identifiziert. Jetzt verstehen sie, wie das Enzym die Zerstörung in Gang setzt: Es zerschneidet die Kollagenfasern.

Jetzt beschäftigt sich der Forscher mit der Suche nach einem Antikörper, der verhindert, dass das Enzym den Abbauprozess startet. Mithilfe des Antikörpers konnte er im Tiermodell eine Arthrose stoppen und sogar verhindern, dass die Tiere überhaupt eine Arthrose entwickeln.

Jetzt gilt es, einen solchen Antikörper auch für den Menschen zu finden. Allerdings wird das wohl noch Jahrzehnte dauern.

Was können Sie selbst tun – was kann passieren, wenn Sie es nicht tun?

Mit den Mitteln der Schulmedizin lassen sich also Ihre Gelenkschmerzen und -entzündungen lindern. Gegen die Ursachen Ihrer Gelenkbeschwerden kann die Schulmedizin nichts unternehmen.

Das bedeutet, dass ohne Ihr Zutun die Arthrose sehr wahrscheinlich weiter voranschreitet, bis schließlich nur noch der Gelenkersatz Sie von Schmerzen und Bewegungseinschränkungen befreien kann. Und selbst dafür gibt es keine Garantie.

Mit anderen Worten: Sie selbst müssen aktiv werden. Das können Sie mit einer Ernährung, die Sie und Ihre Gelenke mit den notwendigen Vitalstoffen versorgt sowie Entzündungen und Schmerzen beseitigen oder doch zumindest erheblich verringern kann.

Eine besondere Ernährungsform, die vor allem von Heilpraktikern, aber auch von naturheilkundlichen Ärzten bei chronischen Erkrankungen wie der Arthrose empfohlen wird, ist die basenüberschüssige Ernährung.

Ein zweiter Punkt, mit dem Sie selbst Ihren Gelenken etwas Gutes tun können, ist Bewegung. Damit ist nicht nur sportliche Betätigung gemeint, sondern auch Bewegungsübungen, die auf die verschiedenen Gelenke zugeschnitten sind.

Akupressur statt Chemie

Gegen akute Schmerzen und Entzündungen im Gelenk sollten Sie nicht sofort auf chemische Schmerzmittel zurückgreifen. Mit meinen sanften „Sofort-schmerzfrei-Griffen" aus der Akupressur können Sie Schmerzen einfach wegdrücken. Meine Favoriten finden Sie im Kapitel „Meine Tipps für schmerzende und entzündete Gelenke".

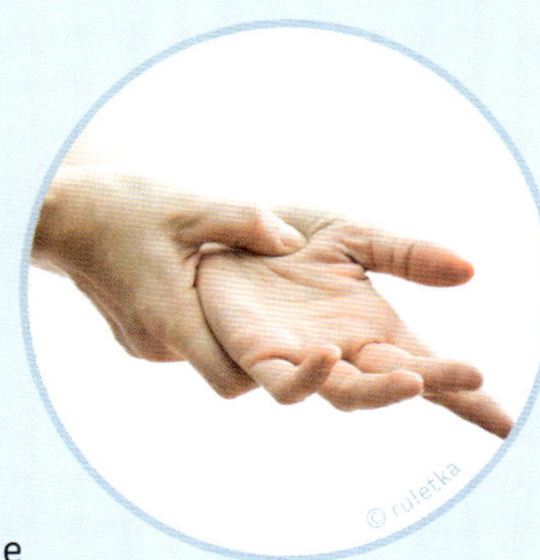

Gesunde Ernährung

Neben naturheilkundlichen Behandlungsmaßnahmen und dem richtigen Maß an gelenkschonender Bewegung bildet die gesunde Ernährung den dritten wichtigen Pfeiler in der Arthrose-Therapie. Gleich vorweg: Es gibt keine spezifische Arthrose-Diät. Aber es gibt Lebensmittel, die den Verlauf der Erkrankung verlangsamen können.

In diesem Kapitel stelle ich Ihnen verschiedene Ernährungsformen vor, die gewisse Gemeinsamkeiten aufweisen: wenig Fleisch, viel Gemüse und Obst, kein Fast Food.

Und noch etwas gilt für alle Ernährungsformen: Sie unterstützen Sie dabei, eventuell vorhandenes Übergewicht abzubauen und das für Sie optimale „Gelenkgewicht" zu halten.

Für welche Ernährungsform Sie sich entscheiden, bleibt natürlich Ihnen überlassen. Meine Bitte: Kasteien Sie sich nicht! Zählen Sie keine Kalorien! Vergessen Sie nicht, dass essen und trinken Spaß machen sollen und Menschen miteinander verbindet.

Was gibt es Schöneres, als sich mit Freunden bei einem guten Essen zusammenzusetzen und sich zu unterhalten? Oder können Sie sich vorstellen, dass eine angenehme Atmosphäre herrscht, wenn jeder vor einem Teller mit einem einsamen Blatt Salat sitzt? Nun, ich nicht! Machen Sie keine Diät, die mit Frust und Heißhungerattacken verbunden ist, sondern ernähren Sie sich einfach gesund! Gönnen Sie sich ab und zu auch einmal das Stück Schokolade, den Kuchen zum Sonntagskaffee, den Festtagsbraten oder das Glas Wein.

Dies ist keineswegs eine „Sünde", sondern in Maßen genossen machen Schokolade und Co. das Leben lebenswert.

Gute Lebensmittel

Wenig Fleisch, viel Fisch sowie viel Obst, Gemüse und als Ergänzung Vollkornprodukte. So lässt sich eine für unsere geplagten Gelenke günstige Ernährung kurz zusammenfassen. Denn diese Nahrungsmittel liefern Omega-3-Fettsäuren, Ballaststoffe, Antioxidantien, Schwefelverbindungen sowie viele Vitamine, Mineralstoffe und Spurenelemente – alles Substanzen, die Ihre Gelenke stärken und gleichzeitig Ihre Gelenkbeschwerden lindern.

Obst und Gemüse

Eine Arthrose geht häufig mit einer Entzündung im betroffenen Gelenk einher. Eine Ernährung, die reich an Antioxidantien, Vitaminen, Mineralstoffen und Spurenelementen ist, unterstützt Sie im Kampf gegen solche Gelenkentzündungen. Zu den wichtigsten Lieferanten dieser Vitalstoffe und weiterer natürlicher Entzündungshemmer gehören Obst und Gemüse. Hier sind meine Lieblingssorten.

Freie Radikale und Antioxidantien

Freie Radikale sind äußerst reaktionsfreudige, gefährliche Stoffwechselprodukte, die im Körper gebildet werden können. Sie entstehen bei Stoffwechselprozessen in erster Linie durch Zigarettenrauchen, aber auch durch andere Umweltgifte und Bestrahlung, bei länger dauernder, intensiver körperlicher Belastung und Stress.

Antioxidantien schützen unsere Zellen, indem sie die sogenannten freien Radikale abwehren. Diese freien Radikale entstehen durch Stress, ungesunde Ernährung, aber auch durch Medikamente. Sie attackieren unsere Zellen und machen diese funktionsuntüchtig.

Antioxidantien tilgen beispielsweise bestimmte Enzyme, die eine Entzündung fördern bzw. in Gang halten. Auf diese Weise beeinflusst Obst für uns Menschen mit Arthrose die Gelenkgesundheit positiv.

Beeren liefern viele Antioxidantien

Beeren, und hier vor allem die Blaubeeren, sind besonders reich an Anthocyanen. Diese geben den Beeren nicht nur den tiefen Farbton, sondern arbeiten sehr erfolgreich als Antioxidantien. Auch Quercetin, ein weiterer Inhaltsstoff der Blaubeeren, hemmt Entzündungen.

Blaubeeren eignen sich neuesten Forschungen zufolge auch sehr gut als alternatives Schmerzmittel. Allerdings dürfte es bis zur „Marktreife" noch eine Weile dauern. Es gibt zwar keine exakten Verzehrempfehlungen für Beeren, insbesondere Blaubeeren, aber eine Handvoll der blauen Früchte pro Tag tut Ihren Gelenken auf jeden Fall gut!

Wie wäre es mit einem Blaubeer-Smoothie?

Für zwei Portionen geben Sie 250 Gramm gewaschene und verlesene Blaubeeren in eine Schüssel. Fügen Sie 200 Milliliter kaltes Wasser und 200 Gramm kalten Joghurt hinzu. Verrühren Sie alles mit einem Pürierstab zu einer cremigen Flüssigkeit. Geben Sie diese in gekühlte Becher und genießen Sie den gesunden Drink sofort.

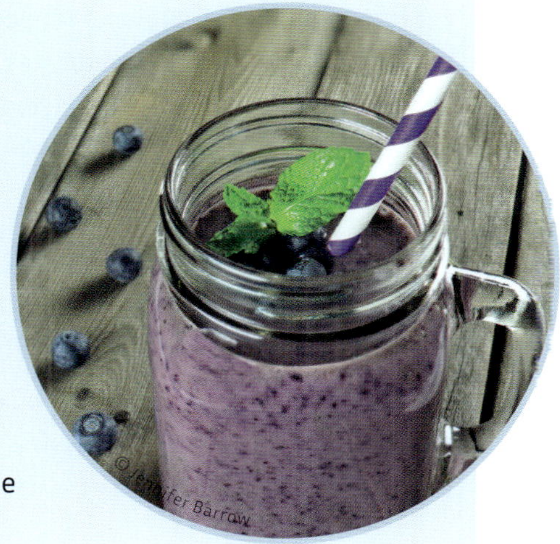

Ananas – eine rundum gesunde Frucht

Die frische Ananas ist eine sehr gute Quelle für Vitamine: Vitamin C stärkt nicht nur das Immunsystem, sondern geht als Antioxidans gegen freie Radikale vor, die eine Entzündung auslösen können. Auch bei Vitamin A und den vielen B-Vitaminen in der Ananas handelt es sich um Antioxidantien.

An Mineralien finden sich in der Frucht Mangan, Kupfer und Kalium – alles Bestandteile verschiedener antioxidativ wirkender Enzyme. Die Ananas besteht zu 85 Prozent aus Wasser. 100 Gramm des gelben Fruchtfleisches liefern nur ungefähr 50 Kilokalorien.

Ein ganz besonderer Inhaltsstoff der Ananas ist das Enzym Bromelain. Es unterstützt die körpereigenen Verdauungsabläufe und zerkleinert große Eiweißmoleküle. Außerdem ist es auch ein wichtiger, wenn nicht der wichtigste natürliche Entzündungshemmer.

Gerade wenn die Temperaturen fallen und Nässe das Wetter bestimmt, verstärken sich bei vielen Menschen mit Arthrose die Beschwerden. Forscher der Mahidol Universität Bangkok haben jetzt herausgefunden, dass das in der Ananas enthaltene Enzym Bromelain Gelenkschmerzen lindert und die Beweglichkeit deutlich verbessert.

Wenn Sie also regelmäßig frische Ananas auf den Tisch bringen, dann stärken Sie Ihr Immunsystem und hemmen Entzündungen. Außerdem regt die Ananas den Stoffwechsel an, befreit den Körper von Schlacken und Giftstoffen und trägt somit zum Gewichtsverlust bei.

Mein Tipp: Ist die Ananas auch reif?

Greifen Sie nur zu Früchten ohne Dellen, dunklen Flecken oder gar Schimmel. Reife Früchte haben ein starkes fruchtiges Aroma und sind schwer. Eine reife Ananas verdirbt relativ schnell. Deshalb sollten Sie die Frucht nach dem Erwerb rasch verzehren. Die Frucht ist kälteempfindlich, deshalb darf sie nicht länger als ein bis zwei Tage im Kühlschrank gelagert werden.

Der Granatapfel – rund, rot und sehr gesund

Im Granatapfel, in der Antike als Götterfrucht verehrt, besser gesagt in den saftigen Samen, meist als Kerne bezeichnet, stecken viele wertvolle Substanzen, nämlich Vitamine, Enzyme, Mineral- und Ballaststoffe. So lindern Vitamin C und Vitamin K sowie Folsäure und Kalium Entzündungen.

Süß, aber gesund!

Die Kerne des Granatapfels enthalten relativ viel Zucker. In 174 Gramm haben immerhin 24 Gramm Zucker und damit 144 Kilokalorien versteckt. Aber die starke entzündungshemmende und antioxidative Wirkung des Granatapfels machen diese „Süße“ wieder wett.

Verschiedene Studien zeigen, dass täglich 250 Milliliter Granatapfelsaft die sogenannten Entzündungsmarker im Körper um rund 30 Prozent verringern. Und genau dieser Effekt steht für uns im Mittelpunkt: Der Granatapfel blockiert die Enzyme, die nachweislich für eine Entzündung verantwortlich sind. Außerdem schützt er das Knorpelgewebe vor schädlichen Um- und Abbauprozessen.

So lindert ein Viertelliter Saft pro Tag Gelenkentzündung und -schmerzen und verbessert auf diese Weise die Beweglichkeit.

Mein Tipp:
So kommen Sie an die wertvollen Kerne!

Einen Granatapfel zu schälen ist keine gute Idee. Viel einfacher kommen Sie an die wertvollen Kerne, indem Sie den Granatapfel quer in der Mitte durchschneiden. Halten Sie nun eine Hälfte über eine Schüssel und schlagen Sie mit einem Löffel fest von außen auf die Frucht. Dadurch lösen sich die Kerne schnell und fallen in die Schüssel. Übrigens: Die Kerne können Sie nicht nur zu Saft verarbeiten, sondern Sie eignen sich auch sehr gut für süße Nachspeisen.

Kirschen, die stärksten natürlichen Entzündungshemmer

Kirschen schmecken nicht nur gut, sondern sie enthalten viele gesundheitsfördernde Vitamine, Mineralstoffe und Antioxidantien sowie auch Acetylsalizylsäure, der Inhaltsstoff von Aspirin. Sie ist aufgrund ihrer niedrigen Konzentration jedoch nicht verantwortlich für die entzündungshemmende Wirkung der Kirschen, sondern wie bei den Blaubeeren der Pflanzenfarbstoff Anthocyan.

Es stoppt entzündliche Prozesse im Körper. Die weiteren Inhaltsstoffe wie Vitamine C, Biotin, Zink, Folsäure, Kalzium und Kalium verstärken die antioxidative Wirkung der Kirsche.

Studie

Auch eine im international renommierten Journal of Nutrition publizierte Studie aus dem Jahr 2013 berichtete über den entzündungshemmenden Effekt der Kirschen. Insgesamt 18 Frauen und Männer zwischen 45 und 61 Jahren verzehrten vier Wochen lang zusätzlich zu ihrer üblichen Ernährung täglich 280 g Kirschen. Vor, während und nach Abschluss der Studie wurden verschiedene Entzündungsparameter im Blut bestimmt. Die entsprechenden Werte sanken im Laufe der vierwöchigen „Kirsch-Diät" um bis zu 20 Prozent. Dieser Effekt hielt auch bis zu zwei Monate an.

Die Zitrone – sauer aber trotzdem reich an Basen

Einen wichtigen Bestandteil einer entzündungshemmenden Ernährung bildet die Zitrone. Doch die Zitrusfrucht weist noch weitere Vorteile auf: Sie ist trotz ihres sauren Geschmacks relativ reich an Basen wie Magnesium und Kalium und arm an säurebildenden Substanzen. So regt die Zitrone die Entsäuerung an und stimuliert die Ausleitung von Schadstoffen.

Mein Tipp: Wie wäre es mit Zitronenwasser?

Das schmeckt Ihnen vielleicht besser als stilles Wasser, weshalb Sie auch eventuell mehr trinken. – ein weiterer Vorteil der Zitrone. Zitronenwasser ist schnell zubereitet: Pressen Sie eine halbe Zitrone aus, gießen Sie den Zitronensaft in ein Glas kaltes Leitungs- oder stilles Wasser. Fertig ist das Zitronenwasser. Sie können das Zitronenwasser auch warm trinken. Jedoch keinesfalls heiß, denn dann würden die gesunden Vitalstoffe zerstört werden.

Brokkoli – die pure Gesundheit

Ganz oben auf der Liste der entzündungshemmenden Gemüsesorten steht Brokkoli. Dies zeigen die Ergebnisse einer britischen Studie.

Wissenschaftler fanden in dem grünen Gemüse einen Wirkstoff, der den durch eine Entzündung entstandenen Gelenkschaden erheblich verringern kann. Es handelt sich um das Senföl Sulforaphan, das ein für den Knorpelabbau verantwortliches Enzym hemmt.

Übrigens liegt diese Substanz auch in Rosenkohl und anderen Kohlsorten vor, die höchste Konzentration findet sich jedoch in Brokkoli. Neben Sulforaphan enthalten Brokkoli und die anderen Kohlsorten auch Vitamin C, das ebenfalls Entzündungen hemmt.

Mein Tipp: Probieren Sie doch einmal frische Brokkoli-Sprossen

Diese enthalten eine um den Faktor 100 höhere Konzentration an Senfölen als das Gemüse selbst. Allerdings sollten Sie die Sprossen nicht erhitzen, sondern beispielsweise roh auf den Salat geben.

Bestellen können Sie Brokkoli-Sprossen im Internet unter https://www.myfairtrade.com/

Spinat – der natürliche Schild gegen oxidativen Stress

Ein echter Star unter den entzündungshemmenden Gemüsesorten ist der Spinat. Er enthält nicht nur überdurchschnittlich viele Vitamine und Mineralstoffe wie Vitamin C und E, Beta-Carotin, Mangan, Zink und Selen. Er liefert auch gesundheitsfördernde Antioxidantien wie Carotinoide und verschiedene Flavonoide.

Alle Substanzen wirken praktisch wie ein natürliches Schild gegen oxidativen Stress und daraus resultierende Entzündungen.

Spinat gegen Magnesium-Mangel

Spinat gehört wie auch Meeresalgen, Mangold, Brennnesseln und Portulak zu den magnesiumreichen Gemüsesorten. Ein Magnesium-Mangel kann Gelenkentzündungen verstärken.

Paprika – der winterliche Vitaminlieferant

Unter den Paprika beeindruckt vor allem die rote Paprika durch ihren hohen Gehalt an dem entzündungshemmenden Vitamin C. Hinzu kommen weitere Antioxidantien wie Flavonoide und Carotinoide.

Mein Geheimtipp – der Portulak

Ein Geheimtipp unter den Gemüsen hinsichtlich der antientzündlichen Wirkung ist der unscheinbare Portulak. Er weist eine breite Palette an natürlichen Entzündungshemmern auf. So enthält dieses Gemüse reichlich Vitamin C, A und E. Außerdem findet man im Portulak Magnesium und Zink sowie Flavonoide.

Lauch und Zwiebeln liefern Schwefelverbindungen

Schwefelhaltiges Gemüse wie Lauch, Knoblauch und Zwiebeln dürfen in Ihrem Ernährungsplan nicht fehlen. Die Schwefelverbindungen in diesen Gemüsesorten, hauptsächlich Diallylsulfat, hemmen die Entzündung im Gelenk. Außerdem schützen sie den Gelenkknorpel und verbessern seine Stabilität.

Schließlich verringern sie die Aktivität knorpelabbauender Enzyme. Bringen Sie deshalb so oft wie möglich diese Gemüsesorten auf den Tisch. Dadurch senken Sie nach den neuesten Studienergebnissen Ihr Arthrose-Risiko um 30 Prozent!

Studie bestätigt positiven Effekt von Obst und Gemüse

Für die Studie hatten Wissenschaftler vom Kings College London und der East Anglia Universität mehr als 1.000 gesunde weibliche Zwillinge zu ihren Ernährungsgewohnheiten befragt. Zusätzlich wurden Röntgenaufnahmen von Wirbelsäule, Hüfte und Knien gemacht, um mögliche frühe Arthrose-bedingte Veränderungen zu erkennen.

Das Ergebnis überraschte: Der häufige Verzehr von Bratkartoffeln und Pommes frites war mit einer höheren Wahrscheinlichkeit für eine Arthrose des Hüftgelenks verbunden. Ein starker Konsum von Obst und Gemüse reduzierte das Krankheitsrisiko dagegen. Die Tabelle fasst die Resultate zusammen.

Arthrose-Schutz durch Obst und Gemüse

Nicht-Zitrusfrüchte -44 %
Zwiebelgemüse -30 %
Kohlgemüse -28 %
Zitrusfrüchte -22 %
Paprika, Avocado, Pilze -9 %
Bratkartoffeln +31 %

Quelle: Kings College, London 2010

Fisch – der wichtigste Lieferant von Omega-3-Fettsäuren

Fisch ist gesund, denn er liefert uns die gesunden Omega-3-Fettsäuren. Dies gilt vor allem für fettreiche Kaltwasserfische wie Lachs, Makrele, Hering, Thunfisch und Sardine, die uns reichlich mit den für uns wichtigen Omega-3-Fettsäuren EPA (Eicosapentaensäure) und DHA (Docosahexaensäure) versorgen. Eine weitere Omega-3-Fettsäure, die alpha-Linolensäure, kommt in pflanzlichen Nahrungsmitteln vor allem in Raps-, Lein- und Walnussöl sowie in Leinsamen und Walnüssen vor.

Die Omega-3-Fettsäuren sind die natürlichen Gegenspieler der hauptsächlich aus tierischer Nahrung (Fleisch) stammenden Arachidonsäure, einer Omega-6-Säure, die den Entzündungsprozess aufrechterhält und stimuliert.

Die Omega-3-Fettsäure Eicosapentaensäure wird im Körper zu entzündungshemmenden Eicosanoiden umgewandelt. Diese blockieren die Bildung entzündungsvermittelnder Stoffe aus der Arachidonsäure. In der Folge gehen Gelenkschmerzen und Morgensteifigkeit zurück, die Beweglichkeit wird erheblich verbessert.

In einer Analyse verschiedener Studien fassten polnische Wissenschaftler zusammen: Omega-3-Fettsäuren (ungefähr 1 Gramm täglich) reduzieren die Menge an Schmerzmitteln und reduzieren mögliche Nebenwirkungen der Arzneimittel. Mit zwei Seefischmahlzeiten pro Woche decken Sie Ihren Bedarf an Omega-3-Fettsäuren. Und dabei können Sie problemlos auf eingelegten Fisch in der Dose oder im Glas zurückgreifen.

Vegetarier und Veganer aufgepasst!

Prinzipiell wandelt unser Körper alpha-Linolensäure in EPA (und diese wiederum in DHA) um, jedoch nur in geringem Maß (zu maximal fünf Prozent). Allein durch pflanzliche Nahrung nehmen wir also nicht ausreichend Omega-3-Fettsäuren auf. Vegetarier und Veganer sollten dieses Defizit mit Nahrungsergänzungsmitteln ausgleichen.

Omega-6-Fettsäuren, lebensnotwendig, aber in zu großen Mengen schädlich

Omega-6-Fettsäuren nehmen wir aus tierischen (rotes Fleisch) und pflanzlichen Nahrungsquellen auf. Am bekanntesten ist hier die Arachidonsäure. Diese Fettsäure ist nur in Lebensmitteln tierischer Herkunft enthalten, beispielsweise Schweineschmalz, Schweineleber, Eigelb, Leberwurst, Schweinefleisch, Rindfleisch, Hühnerfleisch.

Der Teufelskreis bei der Arthrose aus Entzündung, Zerstörung des Gelenkknorpels, reduzierte Qualität der Gelenkflüssigkeit, wird durch die Omega-6-Fettsäure Arachidonsäure aufrechterhalten und gefördert. Denn im Körper wird die Arachidonsäure von speziellen Enzymen zu sogenannten Prostaglandinen umgewandelt.

Diese können Gelenkentzündungen anheizen und somit Schmerzen verstärken. Das bedeutet, dass Sie den Verzehr Arachidonsäure-haltiger Lebensmittel einschränken und vermehrt Omega-3-Fettsäuren-haltige Lebensmittel essen sollten. Sie verhindern die Bildung von Entzündungsmediatoren aus der Arachidonsäure.

Die Deutsche Gesellschaft für Ernährung e. V. empfiehlt, lediglich 2,5 Prozent der täglichen Gesamtenergie in Form von lebensnotwendigen Omega-6-Fettsäuren zuzuführen.

Doch diese Menge überschreiten vor allem die Bewohner der westlichen Industrieländer deutlich. Und dies mindert auch den Nutzen der Omega-3-Fettsäuren.

Wichtig ist das Verhältnis von Omega-6- zu Omega-3-Fettsäuren, dass idealerweise bei 1:4 liegen sollte. Das gegenwärtige Verhältnis in Deutschland ist mit durchschnittlich 1:50 jedoch weit von diesem Idealwert entfernt. Übrigens besteht das von uns so geschätzte und viel verwendete Sonnenblumenöl vorwiegend aus Omega-6-Fettsäuren.

Diese Lebensmittel enthalten Omega-3-Fettsäuren

Alpha-Linolensäure:
Leinöl, Hanföl, Walnussöl, Rapsöl, Chia-Samen

Eicosapentaensäure (EPA):
Hering (Atlantik, Ostsee), Thunfisch, Sprotte, Lachs

Docosahexaensäure (DHA):
Thunfisch, Sprotte, Lachs; Hering (Ostsee), Makrele

Nüsse – der gesunde Snack zwischendurch

Nüsse, und hier vor allem die Walnüsse, dürfen bei einer „gelenkgesunden" Ernährung nicht fehlen. Herbst und Winter sind für mich die ideale Zeit für Walnüsse. Schon die erste Ernte, die sogenannten Schälnüsse, genieße ich in vollen Zügen. Zwar liefern alle Nüsse relativ viele Kalorien (durchschnittlich 300 kcal/100 g), aber dies beruht auf ihrem hohen Anteil an den gesunden und entzündungshemmenden Omega-3-Fettsäuren. Außerdem sind Walnüsse reich an dem Antioxidans

Vitamin E. Es lindert den Krankheitsverlauf, schützt vor Entzündungen und reduziert den Gelenkschmerz. Dazu tragen auch die in allen Nüssen enthaltenen zahlreichen Mineralstoffe, Spurenelemente und sekundären Pflanzenstoffe bei.

Walnüsse gehören zu den wichtigsten Eiweißquellen. Sie bieten außer Lysin das gesamte Spektrum der Aminosäuren, hauptsächlich Methionin. Diese Aminosäure liefert den für die Knorpelzellen wichtigen Schwefel.

Mein Tipp: Walnüsse als Snack zwischendurch

Nüsse lassen sich sehr leicht in den Speiseplan einbauen. Ich genieße eine Handvoll Walnüsse vor allem als Snack zwischendurch. Das genügt, um die gesundheitlichen Vorteile der Walnüsse nutzen zu können.

Setzen Sie auf ballaststoffreiche Vollkornprodukte

Ein Frühstück ohne Brot oder Brötchen, das geht bei mir gar nicht. Und auch Nudeln und Reis kommen bei mir häufig auf den Tisch. Allerdings bin ich schon vor einiger Zeit auf Vollkornprodukte umgestiegen. Ihr Vorteil: Sie enthalten viele gesunde Ballaststoffe, eine besondere Gruppe der Kohlenhydrate, und auch mehr Vitamine und Mineralstoffe als die entsprechenden Produkte aus Weißmehl.

Ballaststoffe können von unserem Körper zwar nicht verdaut werden, erfüllen aber dennoch wichtige Funktionen. Sie

- unterstützen unseren Darm,
- erleichtern den Verdauungsprozess,

- bilden die Nahrung für gute Bakterien,
- liefern keine Kalorien, bringen aber trotzdem ein Sättigungsgefühl,
- senken den Blutzucker- und Cholesterinspiegel.

Die Deutsche Gesellschaft für Ernährung empfiehlt, täglich mindestens 30 Gramm dieser für unsere Gesundheit so wichtigen Substanzen aufzunehmen. Doch wir schaffen meist nur 25 Gramm, also deutlich zu wenig. Der Grund: Weder Fleisch noch Milchprodukte enthalten Ballaststoffe und diese beiden Nahrungsmittelgruppen stehen bei den meisten Menschen immer noch im Vordergrund.

Weißmehlprodukte enthalten viele Kohlenhydrate

Früher standen bei mir hauptsächlich Brot, Brötchen und Nudeln aus Weizenmehl auf dem Tisch. Doch Weizenmehl-Produkte bestehen nur aus den gemahlenen Kernen des Weizens, die zwar viele Kohlenhydrate, aber kaum Ballaststoffe enthalten.

Mittlerweile wurde belegt, dass vor allem Weißmehl für Menschen mit Gelenkerkrankungen von Nachteil ist. Die alltäglich aufgenommenen Weißmehlprodukte enthalten in großen Mengen Kohlenhydrate, die unter anderem eine Arthrose verstärken können. Denn der heute angebaute Weizen enthält kaum noch Ballaststoffe.

Unser Verdauungssystem muss sich kaum mehr anstrengen, um die wenigen Nährstoffe aufzunehmen. Die Kohlenhydrate werden rasch an das Blut abgegeben. Dies wiederum lässt den Blutzuckerspiegel und in Folge auch die Insulinkonzentration rapide ansteigen. In den Zellen bildet dann der Zucker mit verschiedenen Eiweißen die sogenannten Glykoproteine oder Proteoglykane, die unser Körper für verschiedene

Prozesse benötigt. Übersteigt das Angebot an Kohlenhydraten jedoch den Bedarf, bilden sich zu viele Glykoproteine, auch bezeichnet als Advanced Glycation Endproducts (AGE). Diese starren und unelastischen Verbindungen lagern sich nun beispielsweise in den Gelenkstrukturen wie Knorpel und Knochen ab.

Es kann sich eine Arthrose entwickeln oder eine bereits bestehende wird verstärkt. Weißmehl gehört zu den starken AGE-Bildnern.

Beim Brot ist es mir nicht schwergefallen, auf die Vollkornvarianten umzusteigen. Mit Vollkornnudeln hatte und habe ich auch heute noch zumindest ab und zu meine Probleme. Zwar gibt es sie in allen möglichen Formen, aber hinsichtlich des Geschmacks bin ich noch nicht ganz überzeugt. Mein Tipp: Servieren Sie Vollkornnudeln immer mit einer Soße, beispielsweise einer Gemüsesoße. Gut schmeckt auch eine Vollkornlasagne. Als Suppeneinlage eignen sich Vollkornnudeln meiner Meinung nach jedoch nicht!

Selbstverständlich gehört auch ungemahlenes Getreide, beispielsweise Mais, Leinsamen und Naturreis, zur ballaststoffreichen Vollkornkost. Ich verwende beispielsweise nur noch Naturreis. Weißen, geschälten Reis habe ich aus meinem Vorratsschrank verbannt.

Vollkornbrot ist nicht gleich Vollkornbrot

Vollkornbrot findet sich heute in jedem Sortiment. Doch was genau ist ein Vollkornbrot? Als solches darf laut Gesetzgeber nur bezeichnet werden, was zu mindestens 90 Prozent aus Vollkornmehl gebacken wurde. In Supermärkten werden manchmal leider auch Weißmehlprodukte als Vollkornbrot ausgegeben.

Der Zusatz von Malz verleiht dem Brot die dunkle Farbe. Achten Sie also auf die Zutatenliste oder kaufen Sie direkt beim Bäcker Ihres Vertrauens ein.

Studien beweisen den Nutzen von Ballaststoffen

Der Nutzen einer ballaststoffreichen Ernährung bei Herz-Kreislauf-Erkrankungen und Typ-2-Diabetes wurde in vielen klinischen Studien nachgewiesen. Jetzt liegen auch zwei Studien zu den positiven Auswirkungen der Ballaststoffe bei einer Arthrose vor.

Zu Beginn der Studien dokumentierten die insgesamt 6.000 Patienten ihre Ernährungsweise. Sie alle litten bereits unter einer Arthrose des Kniegelenks oder wiesen Risikofaktoren auf und wurden vier bzw. neun Jahre lang medizinisch begleitet. Einmal im Jahr wurden sie nach ihren Kniebeschwerden befragt. Inwieweit die Erkrankung fortgeschritten oder ob sie aufgetreten war, wurde röntgenologisch überprüft.

Die Patienten nahmen täglich ungefähr 15 bzw. 19 Gramm Ballaststoffe pro Tag zu sich. In den beiden Untersuchungen zeigte sich, dass ein hoher Ballaststoff-Konsum mit einer niedrigeren Häufigkeit einer Arthrose verbunden war.

So wiesen die Studienteilnehmer, die am meisten Ballaststoff zu sich nahmen, im Vergleich zu jenen Studienteilnehmern, die am wenigsten Ballaststoffe verzehrten, ein um 30 bzw. 61 Prozent niedrigeres Risiko auf, eine Arthrose zu entwickeln. Ein hoher Ballaststoff-Konsum verringerte auch das Risiko, dass die Erkrankung weiter voranschritt und sich die Schmerzen verstärkten.

Nicht nur Vollkornprodukte enthalten viele Ballaststoffe

Zu den ergiebigsten Ballaststoff-Quellen gehören neben Vollkorngetreide vor allem Nüsse, Hülsenfrüchte, Obst und Gemüse. Tierische Nahrungsmittel, also Fleisch, Fisch, Eier, Milchprodukte, sind meist frei von Ballaststoffen.

In der folgenden Tabelle finden Sie den Ballaststoff-Gehalt der wichtigsten Nahrungsmittel:

Nahrungsmittel	Ballaststoff-Gehalt/100 g
Weizenkleie	45,1
Pflaumen getrocknet	18,8
Schwarzwurzel	18,3
Kleieflocken	18
Roggenvollkornmehl Typ 1800	13,9
Vollkornweizenmehl Typ 1700	11,7
Artischocke	10,8
Gerstenkorn	9,8
Grünkern, Dinkel	8,8
Johannisbeeren	6,8

Warum Sie weniger Zucker essen sollten

Jetzt haben Sie viel über die für unsere Gelenke gesunde Ernährung gelesen. Doch ich möchte nicht versäumen, Ihnen aufzuzeigen, welche negativen Folgen der in unserer Ernährung so allgegenwärtige Zucker hat. Verschiedene voneinander unabhängige Untersuchungen zeigen es deutlich: Unsere Ernährung ist eindeutig zu zuckerlastig.

Mittlerweile nehmen wir mehr als 100 Gramm Zucker pro Tag zu uns – eine enorme Menge! Doch nur knapp 17 Prozent davon essen wir bewusst als Haushaltszucker. Der große Rest befindet sich in Brot, Kuchen, Wurst, Getränke, Süßigkeiten, Milchprodukten und vor allem in Fertiggerichten und -produkten.

Eine zuckerreiche Ernährung schädigt die Darmflora und schädigt die Darmfunktion. Denn der mit dem Nahrungsbrei im Darm angekommene Zucker gärt dort, es bilden sich Fäulnisprodukte. Der Abtransport von Giftstoffen wird erheblich behindert. Außerdem wird Zucker im Körper unter der Bildung von Säuren verstoffwechselt.

All dies fördert eine chronische Übersäuerung Ihres Körpers – eine der wichtigsten Ursachen einer Arthrose.

Denn bei einer Übersäuerung holt sich Ihr Körper die notwendigen Stoffe und Mineralien an anderen Stellen wieder, beispielsweise aus den Gelenken. Dies führt zu einer Arthrose.

Außerdem führt industriell verarbeiteter Zucker dazu, dass im Körper vermehrt Entzündungsbotenstoffe freigesetzt werden. Dies wiederum kann auch eine Gelenksentzündung bei einer Arthrose verstärken oder sogar auslösen.

Und noch ein dritter Fakt spricht gegen einen zu hohen Zuckerkonsum: Zu viel Zucker verursacht Übergewicht. Denn Zucker wird im Körper erheblich schneller zu Fett umgewandelt als Stärke. Überflüssige Pfunde jedoch belasten vor allem Knie- und Hüftgelenke. Diese chronische Belastung wiederum fördert ebenfalls die Entstehung einer Arthrose.

Gesunde Alternativen zu Zucker

Nicht, dass Sie mich jetzt falsch verstehen: Natürlich braucht unser Körper Zucker, damit er seine Funktionen aufrechterhalten kann, aber eben nur in einem gesunden Maße. Deshalb empfiehlt die Weltgesundheitsorganisation (WHO) einen Konsum von maximal 25 Gramm Zucker täglich.

Für uns Zuckerverwöhnte bedeutet das, Zucker und zuckerhaltige Lebensmittel so häufig wie möglich zu meiden und stattdessen gesunde Alternativen zum Süßen zu verwenden. Eine gesunde Alternative zu Haushaltszucker sind beispielsweise Honig, Kokosblütenzucker und auch Dicksäfte. Datteldicksaft eignet sich sehr gut zum Backen, zum Süßen von Joghurt und Tee.

Mit Apfel- und Birnendicksaft können Sie ebenfalls Tee süßen. Ein Teelöffel des Dicksafts entspricht etwa der Süßkraft von einem Teelöffel Zucker. Agavendicksaft verfügt über eine milde Süße. Zum Backen eignet sich auch Ahornsirup. Da er stärker süßt als Zucker, sollten Sie beim Backen nur halb soviel verwenden wie im Rezept angegeben.

Meiden Sie Light-Produkte!

Käse, Wurst, Milchprodukte, ja sogar Süßigkeiten – nahezu alle Lebensmittel gibt es auch als sogenannte Light-Produkte. Doch von diesen Produkten rate ich Ihnen ab. Ein Beispiel: Statt eines fettreduzierten Fruchtjoghurts, der viel Zucker enthält, sollten Sie lieber einen Naturjoghurt mit normaler Fettstufe nehmen und frisches Obst dazugeben. Das ist nicht nur gesünder, sondern schmeckt auch viel besser! Was Sie keinesfalls verwenden sollten, sind chemische Süßstoffe wie Saccharin, Aspartam oder Cyclamat.

Und was soll ich trinken?

Was wäre ein Essen ohne etwas zu trinken? Stillen Sie Ihren Durst vor allem mit Mineralwasser, Früchte- und Kräutertees. Im Sommer mache ich mir häufig ein Zitronenwasser (Rezept siehe Seite 43).

Das schmeckt Ihnen vielleicht besser als stilles Wasser und ist schnell zubereitet. Sie können das Zitronenwasser auch warm trinken. Jedoch keinesfalls heiß, denn dann würden die gesunden Vitalstoffe zerstört werden.

Natürlich ist auch gegen die Tasse Kaffee am Morgen nichts einzuwenden, ebenso wenig wie gegen ein Glas Rot- oder Weißwein ab und zu, jedoch bitte nicht regelmäßig. Meiden sollten Sie die sogenannten Softdrinks wie Cola und Limonade – auch, wenn diese mit Süßstoff gesüßt sind.

Auch von fertigen Smoothies aus dem Supermarkt rate ich Ihnen ab. Sie enthalten oft sehr viel Zucker. Machen Sie sich lieber selbst einen Smoothie ganz nach Ihrem Geschmack und mit frischen oder tiefgekühlten Früchten.

Wie viel Zucker ist noch gesund?

Die Weltgesundheitsorganisation (WHO) empfiehlt Erwachsenen einen freien Zuckeranteil von höchstens zehn Prozent an der täglichen Kalorienzufuhr.

Mit „freiem Zucker" sind Monosaccharide (wie Glucose und Fructose) und Disaccharide (wie Saccharose oder Haushaltszucker) gemeint, die Lebensmitteln zugesetzt werden, sowie Zucker, der von Natur aus in Honig, Sirup, Fruchtsäften und Fruchtsaftkonzentraten enthalten ist.

- Für Frauen mit einem Tagesbedarf von etwa 1.800 Kilokalorien entspricht dies einem Zuckeranteil von 45 Gramm pro Tag, also etwa fünf Teelöffeln.
- Für Männer mit einem Tagesbedarf von etwa 2.400 Kilokalorien entspricht dies einem Zuckeranteil von 60 Gramm pro Tag, also etwa sechs Teelöffel.

Für nicht-freie-Zucker, also Zucker, die natürlich in Obst und Gemüse sowie in Milch und Milchprodukten vorkommen, hat weder die WHO noch die Deutsche Gesellschaft für Ernährung (DGE) Empfehlungen. Achten Sie beim Einkauf auf den Zuckeranteil des Getränks. Und wenn Sie wirklich mal beim Zucker über die Stränge geschlagen haben, dann können Sie ja in den folgenden Tagen Zucker wieder einsparen.

Die basenüberschüssige Ernährung

Von der Schulmedizin heftig abgestritten, von der Naturheilkunde als Übel vieler chronischer Erkrankungen aber immer wieder hervorgehoben: die sogenannten Schlacken, die sich im Körper ablagern und sich durch eine basenüberschüssige Ernährungsweise beseitigen bzw. sogar ganz verhindern lassen.

Die Erklärung der Naturheilkunde leuchtet ein: Unsere moderne Ernährung führt zu einem Überschuss an Säure im Körper. Und das ist gerade für Arthrose-Patienten fatal, denn durch zu viel Säure bilden sich Schlacken, die sich auch in den Gelenken ablagern und dort Entzündungen verursachen.

Mit einer basenreichen Ernährung können Sie Ihre Säurebelastung senken. Da aber die Grundsätze dieser Ernährungsform mit der von mir beschriebenen und für unsere Gelenke günstigen Ernährung übereinstimmen, möchte ich Ihnen an dieser Stelle zumindest einen kurzen Überblick über die basenüberschüssige Kost geben.

Das Säure-Basen-Gleichgewicht als Garant für Ihre Gelenkgesundheit

Unsere typisch westliche Ernährung basiert hauptsächlich auf Lebensmittel tierischen Ursprungs und auf Backwaren aus Weißmehlen. Obst, Gemüse und gesunde Kohlenhydrate spielen leider meist eine nur untergeordnete Rolle. Gehören Sie dann noch zu den „Couch-Potatos", lassen Krankheiten wie die Arthrose nicht lang auf sich warten. Denn mit dieser meist jahrelangen Lebensweise gerät der Körper in ein Ungleichgewicht.

Betroffen von diesem Ungleichgewicht ist auch der Säure-Basen-Haushalt. Wenn Sie sich über längere Zeit ungesund ernähren, reichern sich in Blut und Gewebe schädliche Säuren an.

Gesundes Blut ist aber leicht basisch, also das Gegenteil von sauer. Deshalb wird Ihr Körper alles dafür tun, um die bei der Verstoffwechselung ungesunder Lebensmittel anfallenden Säuren zu neutralisieren.

Dies gelingt ihm zumindest für eine gewisse Zeit mit basischen Mineralstoffen aus körpereigenen Speichern, beispielsweise Kalzium, Kalium, Magnesium und – besonders wichtig – Natriumhydrogencarbonat. Die nun neutralisierten Säuren können jetzt ausgeschieden werden.

Werden aber die körpereigenen Mineralstoffspeicher über die Ernährung nicht wieder aufgefüllt, greift der Körper auf Mineralstoffe aus Knochen, Organen und Bindegewebe zurück.

Hinzukommt, dass die überschüssigen jetzt neutralisierten Säuren nicht mehr alle ausgeschieden werden können. Sie lagern sich unter anderem auch in den Gelenken ab, führen dort zu Entzündungen und beeinträchtigen den Stoffwechsel in den Gelenken. Die Knorpelmasse geht immer mehr zurück, es entwickelt sich eine Arthrose.

So befreien Sie Ihren Körper von Säuren

Um diesen Teufelskreis zu durchbrechen, müssen Sie zuerst Ihren Körper von den überschüssigen Säuren befreien und sich dann säurearm und basenreich ernähren.

Anfangs kann dies durchaus mit Verzicht und Überwindung von schlechten Angewohnheiten verbunden sein. Doch wie sieht das in der Praxis aus?

Das erreichen Sie

- über die Verdauungsorgane mithilfe von bitterstoffhaltigen Kräutertees (zum Beispiel Beifuß, Tausendgüldenkraut, Benediktenkraut oder Galgantwurzel).
- über die Entgiftung in den Zellen mithilfe von Basenpulver. Achten Sie beim Kauf eines Basenpulvers auf die Inhaltsstoffe: Chemische und synthetische Pulver sind vielleicht kurzfristig effektiv, können dem Körper jedoch mehr schaden als nutzen.

  Verwenden Sie natürliches Basenpulver, beispielsweise Quick Basic von amaiva oder tri.balance classic Basenpulver. Beide Produkte bekommen Sie in der Apotheke. Rühren Sie das Pulver in ein Glas Wasser ein.
- über die Haut mithilfe basisch angereicherter Bäder.

Mein Tipp: Basenbad selbst gemacht

Natürlich können Sie basisches Badesalz kaufen, doch mit Natron und Ihrem ätherischen Lieblingsöl, beispielsweise Lavendel oder Rose, ist ein solches Bad schnell selbst gemacht. Geben Sie in das körperwarme Badewasser so viel Natron, bis ein basischer pH-Wert von 9 erreicht wird. Den pH-Wert messen Sie mit pH-Streifen aus der Apotheke. Für einen guten Duft geben Sie fünf Tropfen eines ätherischen Öls hinzu.

Die drei Säulen der basenüberschüssigen Ernährung

Die basenüberschüssige Ernährungsmethode steht auf drei Säulen:

- Reduzieren Sie säurebildende – sogenannte säuernde – Lebensmittel.
- Bevorzugen Sie basisch wirkende – sogenannte basische – Lebensmittel.
- Trinken Sie täglich mindesten zwei bis drei Liter alkoholfreie Flüssigkeit, am besten Mineralwasser ohne Kohlensäure und ungesüßte selbst gepresste Säfte aus basischen Obstsorten.

Doch was macht ein Lebensmittel basisch oder sauer? Warum zählt beispielsweise die Zitrone zu den basischen Lebensmitteln, obwohl sie bekanntermaßen sauer ist?

Ob ein Nahrungsmittel als Säure oder Base eingestuft wird, hat nichts mit seinem Geschmack zu tun. Entscheidend ist dagegen der Anteil an gelösten Mineralsalzen und der Wassergehalt. Auf unser Beispiel der Zitrone angewendet bedeutet dies: Die Zitrone schmeckt sauer, sie enthält aber nur eine eher schwache Fruchtsäure, die im Körper rasch zu Kohlendioxid abgebaut wird. Dieses wird dann ebenso rasch über die Lunge ausgeatmet. Die Fruchtsäure verbleibt also nicht im Körper.

Außerdem finden sich in der Zitrone verschiedene Mineralstoffe, die im Körper basisch verstoffwechselt werden und dort verbleiben. Deshalb zählt die Zitrone zu den basischen Lebensmitteln.

Grundsätzlich basiert die Einordnung in säurebildende oder basische Lebensmittel auf der Art der Verstoffwechselung der chemischen Inhaltsstoffe, ob diese also im Körper zu Säuren oder zu Basen abgebaut werden.

Das Verhältnis basischer zu sauren Lebensmitteln sollte bei 4:1 liegen. Das erreichen Sie, wenn Sie hauptsächlich saisonales Obst und Gemüse, Salate, Fruchtsäfte sowie Soja- und Vollkornprodukte zu sich nehmen.

Die Deutsche Gesellschaft für Ernährung empfiehlt drei Portionen Gemüse und zwei Handvoll Obst am Tag. Säurebildende tierische Lebensmittel wie Fleisch, Wurst sowie zuckerhaltige und Weißmehl-Produkte sind zwar nicht strikt verboten, sollten aber nur eingeschränkt verzehrt werden.

Wenn es denn mal Fleisch, Wurst oder Käse sein soll, dann achten Sie auf Bioqualität.

„Saure" und „basische" Lebensmittel

Stark säurebildend	
Fleisch	Quark
Wurst	Reis
Fisch	Vollkornbrot
Eigelb	Teigwaren
Hartkäse	Alkohol
Schwach säurebildend	
Sahne	Soja
Vollmilch	Weißmehlprodukte
Joghurt	Kaffee
Vollkornnudeln	Cola
Nüsse	
Schwach basenbildend	
Pilze	Bohnen
Tofu	
Stark basenbildend	
Blattsalate, beispielsweise Rucola	Mineralwasser ohne Kohlensäure
Gemüse	Kräutertee
Obst	Obstessig
Kartoffeln	
Neutral	
Zucker	Sonnenblumenöl
Olivenöl	Kefir

Sie müssen abnehmen, dann probieren Sie das Intervallfasten

Intervallfasten, Teilzeitfasten oder intermittierendes Fasten – diese Schlagwörter können Sie immer wieder in den unterschiedlichsten Zeitschriften lesen.

Ich habe diese Fastenmethode ausprobiert, und tatsächlich habe ich in über vier Wochen fast sechs Kilo abgenommen. Während dieser Zeit hatte ich kein Hungergefühl und war auch voll leistungsfähig.

Intervallfasten ist kein Freifahrtschein für ungesunde Ernährung

Beim Intervallfasten handelt es sich – wie der Name schon sagt – um Essen und Fasten im ständigen Wechsel. Die Fastendauer kann zwischen 16 und 24 Stunden variieren. Nach jeder Fastenphase können Sie wieder „ganz normal" essen.

Dabei sollten Sie nicht vergessen: Nur weil Sie über eine gewisse Zeit fasten, heißt das nicht, dass Sie danach umso mehr ungesunde Lebensmittel wie Schokolade oder Kuchen essen dürfen.

Denn je gesünder Sie Ihre Mahlzeiten gestalten, desto stärker unterstützen Sie die Gewichtsreduktion. Achten Sie darauf, dass Ihre Mahlzeiten ausreichend Vitamine, Mineralstoffe und Spurenelemente enthalten.

Täglich sollten Gemüse, Ballaststoffe und eiweißreiche Nahrungsmittel wie Eier, fettarmer Käse, Magerquark, Walnüsse, Fisch, Geflügelfleisch und Getreide auf dem Speiseplan stehen. Denn Eiweiß sättigt und schützt unsere Muskulatur vor dem Abbau.

Mein Favorit: die 16:8-Methode

Je nach Dauer der Fastenphase wird hauptsächlich zwischen den folgenden Varianten unterschieden: 16:8-Methode mit 16 Stunden fasten; die 18:6-Methode mit 18 Stunden fasten; die 5:2-Methode, bei der zweimal in der Woche über 24 Stunden gefastet wird.

Ich hatte mich für die 16:8-Variante entschieden. An die 16-stündige Fastenzeit, in der Sie nur stilles Wasser, ungesüßten Kräutertee oder Kaffee trinken, schließt sich eine achtstündige Phase an, in der Sie zwei oder drei normale Mahlzeiten zu sich nehmen können.

Hier ein Beispiel

10.00 Uhr, Frühstück: Müsli mit Quark oder Hüttenkäse, ein Vollkornbrot mit Putenbrust und ein Ei.

15.00 Uhr, Snack: eine Handvoll Nüsse, ein Vollkornbrot mit Quark und Honig oder Ähnliches.

18.00 Uhr, Abendessen, die größte Mahlzeit am Tag: Fisch oder Geflügel mit Kartoffeln und Gemüse oder Salat. Verzichten Sie auf extrem kalorienreiche Gerichte.

18.00 Uhr bis 10.00: Fasten

Sie können die Fasten- und Essensfenster ganz an Ihren Tagesablauf anlehnen. Wenn Sie beispielsweise nicht gern frühstücken, fasten Sie bis 12.00 Uhr. Dann nehmen Sie ein leichtes Mittagessen, gegen 16.00 Uhr einen kleinen Snack und gegen 20.00 Uhr das Abendessen zu sich.

Intervallfasten fördert den Fettstoffwechsel

Das Intervallfasten regt den Fettstoffwechsel an. Denn durch das tägliche Fasten werden die Kohlenhydratspeicher, die sogenannten Glykogenspeicher, geleert.

Sind diese Glykogenspeicher aufgebraucht, dann beginnt der Körper, freie Fettsäuren aus dem Blut als Energieträger zu nutzen und das Fett aus den körpereigenen Fettzellen zu mobilisieren. Intervallfasten geht also an unsere Fettreserven.

Meine Erfahrungen mit dem Intervallfasten

Das Intervallfasten weist für mich im Vergleich zu anderen Diätformen mehrere Vorteile auf:

- Die Methode ist leicht anzuwenden.
- Heißhungerattacken bleiben aus, denn Sie essen in regelmäßigen Abständen.
- Schlechte Laune wegen eines knurrenden Magens gibt es nicht.
- Sie müssen nicht unterschiedliche Mahlzeiten für sich und Ihre Familie zubereiten.
- Sie sind im Alltag voll leistungsfähig.
- Sie müssen keine Kalorien zählen.

Mir ist das Intervallfasten sehr gut bekommen. Ich habe – bei guter Laune – einige Pfunde abgenommen, die bis jetzt auch nicht wiedergekehrt sind! Einen Jo-Jo-Effekt scheint es beim Intervallfasten also nicht zu geben.

Ich habe mir jetzt fest vorgenommen, zweimal im Jahr drei Wochen auf diese Art zu fasten. Vielleicht probieren Sie es auch einmal.

Mein Tipp: Hören Sie auf Ihren Körper!

Wenn Ihnen während der Fastenperiode schwindelig wird, starke Kopfschmerzen oder auch Konzentrationsprobleme auftreten, dann sollten Sie etwas essen. Es dauert vielleicht einige Tage, bis sich Ihr Körper an Ihren neuen Lebensstil angepasst hat.

Bewegen Sie sich!

Auch wenn es manchmal schwerfällt, Bewegung ist bei einer Arthrose das A und O. Denn nur Bewegung stimuliert die Versorgung des Gelenks mit den erforderlichen Nährstoffen und sorgt so für die Funktionstüchtigkeit des Gelenks. So kann regelmäßige Bewegung auch bei Arthrose Ihre Lebensqualität erheblich verbessern.

Bewegung verlangsamt nicht nur das Fortschreiten der Erkrankung, sondern sie trägt auch dazu bei, Ihre Beweglichkeit und Unabhängigkeit im Alltag zu erhalten. Doch nicht nur die Gelenke profitieren von regelmäßiger Bewegung, sondern auch Ihr ganzer Körper und Ihr seelisches Wohlbefinden.

Egal, welche Sportarten oder Übungen für Sie persönlich geeignet sind, es gilt: „Bewegung ja, aber immer ohne das kranke Gelenk zu belasten!" Hier einige Grundregeln, die Sie unabhängig von der Art der Bewegung beachten müssen:

- Vor dem täglichen Übungsprogramm unbedingt ein paar Minuten lang aufwärmen.
- Nach jeder Übung eine Pause von einigen Sekunden einlegen.
- Besser täglich fünf bis 15 Minuten trainieren als einmal in der Woche eine Stunde.
- Die Dehnung und Spannung nur so lange halten, wie es ohne Schmerzen möglich ist.
- Sollten Schmerzen auftreten, müssen Sie die Übung bzw. den Sport abbrechen. Denn Schmerz ist ein Warnsignal für Über- und/oder Fehlbelastung!

Welche Sportarten sind für Arthrose-Patienten zu empfehlen?

Allgemeine Empfehlungen hinsichtlich Bewegung und sportlicher Betätigung gibt es für Arthrose-Patienten nicht. Der Grund: Nicht bei allen Patienten sind die gleichen Gelenke von der Erkrankung betroffen. Außerdem bringen nicht alle Patienten die gleichen Voraussetzungen bezüglich ihrer Belastungs- und Leistungsfähigkeit mit.

Wählen Sie eine Sportart, die Ihnen auch Spaß bereitet

Denn Bewegung muss Spaß machen, sonst bleibt der positive Effekt aus. Durchhaltevermögen darf allerdings nicht fehlen. Denn vor allem anfangs fällt es vielen Patienten schwer, sich regelmäßig körperlich zu betätigen. Deshalb sollten Sie langsam beginnen und die Belastung langsam steigern.

Wenn Sie zu den Newcomern in puncto Sport gehören, dann wählen Sie eine Sportart, die ohne schnelle bzw. komplizierte Bewegungsabläufe auskommt und keine allzu hohen koordinativen Fähigkeiten erfordert. Waren Sie dagegen schon immer sportlich aktiv, können Sie auch koordinativ anspruchsvolle Sportarten wählen.

Für Arthrose-Patienten eignen sich grundsätzlich Sportarten mit gleichmäßigen, rhythmischen Bewegungen wie Nordic Walking, Wandern, Aqua-Gymnastik, Schwimmen, Radfahren und Skilanglauf.

Aber auch Golf und Tanzen gehören dazu. Nicht geeignet sind dagegen Sportarten mit großen Impulsbelastungen (z. B. Sprungbelastungen), extremen Bewegungen (vor allem Drehbewegungen) und abrupten

Richtungsänderungen. Dazu zählen Tennis, Squash, Fußball, Basketball, Handball, Volleyball, Skifahren alpin und Kampfsportarten wie Judo. Aber auch extremer Kraftsport ist nichts für Menschen mit Arthrose.

Die Vorteile sportlicher Betätigung für Arthrose-Patienten

- Die rhythmische sportliche Betätigung verbessert die Gelenkdurchblutung und den Nährstofftransport. Dadurch wird die Ernährung des Knorpels sichergestellt.
- Sportliche Aktivität kräftigt die Muskeln und verhindert Muskelschwund. Dadurch wird die Gelenkführung verbessert.
- Eine stärkere Muskulatur schützt auch passive Gelenkstrukturen wie Bänder und Kapseln vor Überdehnung und Reißen. Sie reduziert nicht nur bereits bestehende Instabilität, sondern auch das Risiko für neu auftretende Gelenkinstabilität.
- Sport fördert den Kontakt mit den Mitmenschen, erhöht die Lebensfreude und bewirkt so eine positive Lebenseinstellung.

Laufsportarten

Bei einer Hüft- oder Kniegelenkarthrose eignet sich Laufen bzw. Joggen nur bedingt. Denn die beiden Gelenke werden bei jedem Schritt mit dem 2,5- bis 5,0-Fachen des Körpergewichts belastet.

Deutlich besser sind Nordic Walking und Wandern (aber nicht bergab). Hier wirkt nur das 1- bis 1,5-Fache des Körpergewichts auf Hüfte und Knie. Zudem reduziert der Einsatz von Stöcken die auf die Gelenke ausgeübten Kräfte, da das Körpergewicht so auf vier „Beine“ verteilt wird.

Geeignetes Schuhwerk (dämpfende Sohle etc.) und eine optimale Beschaffenheit des Bodens verringern die Gelenkbelastung noch weiter.

Golf

Die Bewegung auf nahezu ebenem Gelände entspricht in etwa der Belastung beim sportlichen Wandern. Durch nur leichte Veränderungen der Spieltechnik können sportartspezifische Bewegungsabläufe und die damit verbundenen Belastungen des Gelenks erheblich verringert werden. Deswegen eignet sich der Golfsport auch für Patienten mit einer Arthrose des Knie-, Hüft- oder Sprunggelenks.

Skilanglauf

Von den Wintersportarten ist der Skilanglauf besonders zu empfehlen. Die rhythmischen Bewegungen üben auf die Gelenke keinen hohen Belastungsdruck aus. Positiv ist auch, dass nahezu alle Muskeln und Gelenke bewegt werden.

ACHTUNG!

Patienten, deren Gelenkbeweglichkeit schon so weit eingeschränkt ist, dass sie die beim Langlauf erforderlichen Bewegungsabläufe nicht mehr durchführen können, sollten den Skilanglauf meiden. Die Gefahren für weitere Verletzungen sind zu groß.

Bewegung im Wasser

Vor allem Patienten mit einer Arthrose im fortgeschrittenen Stadium schätzen die Bewegung im Wasser. Der Auftrieb des Wassers vermindert deutlich die Belastung der Gelenke. Dadurch werden die Gelenke geschont, die Beweglichkeit verbessert und die Muskeln gestärkt. Eine Wassertemperatur von rund 28 °C verstärkt den positiven Effekt noch.

Besonders geeignet sind Kraulschwimmen (Ausnahme: Patienten mit Arthrose des Schultergelenks), Rückenschwimmen (Kraultechnik) und Aqua-Gymnastik. Von Brustschwimmen wird vor allem Patienten mit einer Hüft- oder Kniearthrose abgeraten. Die Beingrätsche belastet das Gelenk und den Bandapparat erheblich.

Radfahren

Beim Radfahren werden Hüft- und Kniegelenke rhythmisch und gleichmäßig bewegt, ohne das Körpergewicht tragen zu müssen. Sie müssen jedoch auf Einiges achten:

- Wählen Sie eine möglichst kleine Übersetzung und eine relativ hohe Trittfrequenz
- Der Lenker sollte in der Höhe verstellbar und individuell einzustellen sein
- Sitzen Sie mit aufrechtem Oberkörper auf dem Fahrrad.
- Der Kniewinkel sollte über 90 Grad liegen, die Knie dürfen nicht durchgedrückt sein.
- Wählen Sie kein zu steiles Gelände, da dies die Knie zu sehr belasten würde.

Welche Sportarten eignen sich bei Arthrose und welche nicht?

Schulterarthrose

Geeignet:

- Nordic Walking · Radfahren (auf dem Hometrainer)
- vorsichtiges Schwimmen mit langsamen, bewusst durchgeführten Bewegungen (kein Kraulen)

Ungeeignet:

- Sportarten, bei denen die Schulter durch Schläge, Stöße oder Stürze belastet wird, beispielsweise Mannschaftsballspiele (Fußball, Volleyball, Basketball), aber auch Tennis und Squash

Arthrose der Hände und/oder Finger

Geeignet:

- Joggen · Wandern · Schwimmen · Radfahren

Ungeeignet:

- Tennis · Squash
- Rudern · Kajakfahren
- Hanteltraining
- Ballspiele (Volleyball, Handball) · Badminton · Bowling oder Kegeln

Sprunggelenkarthrose

Geeignet:

- Stretching
- Aqua-Gymnastik · Gymnastik (ohne Belastung des Sprunggelenks)
- Radfahren (auch auf dem Hometrainer) · Schwimmen
- vorsichtiges Nordic Walking auf ebenem Gelände

Ungeeignet:

- alle Laufsportarten
- Tischtennis
- Basketball und Badminton

Hüftarthrose

Geeignet:

- Aqua-Gymnastik · Schwimmen (außer Brustschwimmen)
- Radfahren (auch auf dem Hometrainer)
- leichtes Wandern im ebenen Gelände
- Golf · Skilanglauf auf ebenem Gelände

Ungeeignet:

- Tennis · Squash · Fußball
- Ski alpin · Nordic Walking

Kniearthrose

Geeignet:

- Aqua-Gymnastik · Schwimmen (außer Brustschwimmen)
- Radfahren (auch auf dem Hometrainer)
- Wandern im ebenen Gelände
- Skilanglauf auf ebenem Gelände

Ungeeignet:

- Gewichtheben
- Bodenturnen
- Fußball
- Handball · Volleyball
- Tennis · Squash
- Golf · Ski alpin

Übungen für zu Hause

Aber auch zu Hause können Sie etwas für Ihre Gelenke tun. Ich habe für Sie und Ihre Gelenke einige Übungen zusammengestellt.

Für jede Übung sind mehrere Durchgänge vorgesehen. Bitte machen Sie zwischen den einzelnen Wiederholungen eine kurze Pause.

Wirbelsäule

Übung 1: Kräftigung der Rückenmuskulatur

- Stellen Sie sich mit gestreckten Armen aufrecht vor eine Wand. Die Hände sollten ungefähr auf Schulterhöhe an der Wand liegen.
- Lassen Sie dann Ihren Körper langsam zur Wand gleiten. Die Fußsohlen bleiben am Boden.
- Verweilen Sie fünf Sekunden in dieser Stellung.
- Gehen Sie wieder in die Ausgangsposition zurück.
- Wiederholen Sie die Übung zehnmal.

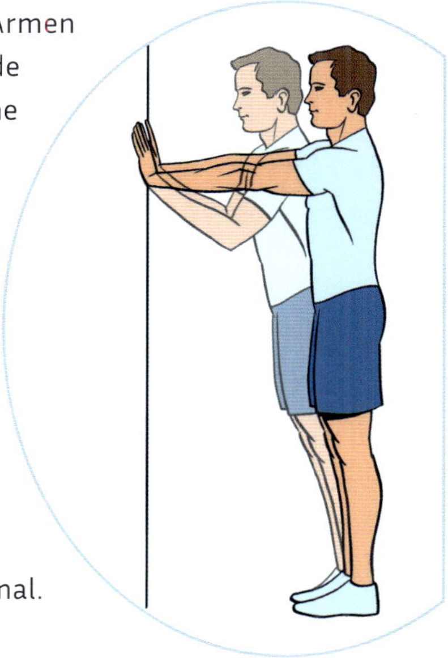

Übung 2: Kräftigung der geraden Rückenmuskulatur

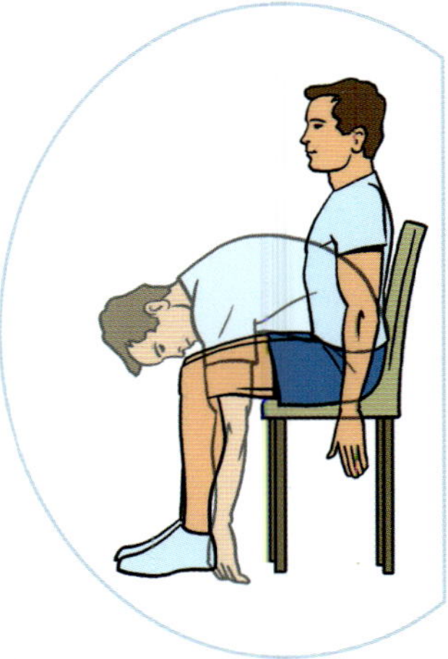

- Setzen Sie sich aufrecht auf einen Stuhl oder einen Hocker. Die Füße stehen auf dem Boden.
- Nun machen Sie Ihren Hals und Ihren Rücken ganz lang. Dabei atmen Sie ruhig.
- Halten Sie diese Position zehn Sekunden.
- Nun lösen Sie die Spannung. Machen Sie Ihren Rücken rund, lassen Sie den Kopf nach unten hängen.
- Wiederholen Sie die Übung fünfmal.

Übung 3: Kräftigung der geraden Rückenmuskulatur

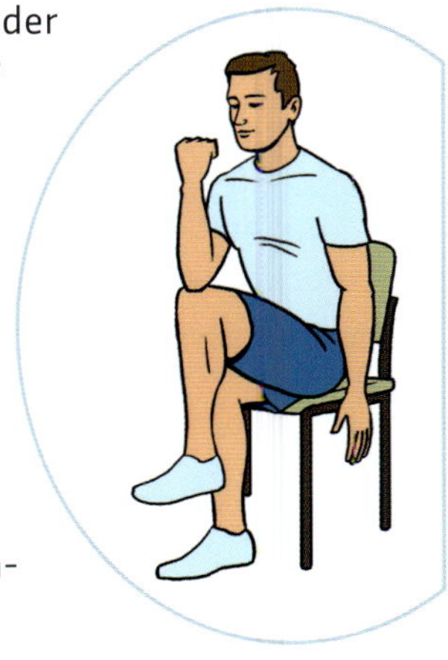

- Setzen Sie sich aufrecht auf einen Stuhl oder einen Hocker. Die Füße bleiben locker auf dem Boden.
- Nun ziehen Sie das linke Knie hoch und führen den rechten Ellenbogen zum Knie. Der Rücken bleibt möglichst gerade.
- Nun kommt die andere Seite dran.
- Wiederholen Sie die gesamte Übung zehnmal.

Übung 4: Kräftigung der schrägen Rücken- und Bauchmuskulatur

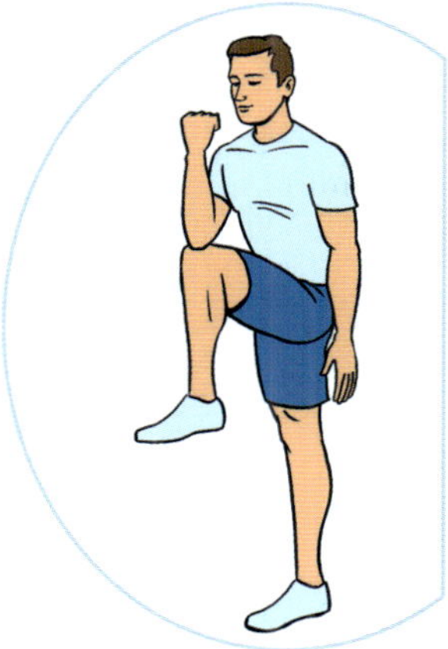

- Stellen Sie sich aufrecht hin.
- Ziehen Sie nun das linke Knie hoch und führen Sie den rechten Ellenbogen zum Knie.
  Der Rücken bleibt dabei gerade.
- Nun kommt die andere Seite dran.
- Wiederholen Sie die gesamte Übung zehnmal.

Übung 5: Entlastung der Lendenwirbelsäule

- Legen Sie sich auf einer Yoga- oder Gymnastikmatte auf den Rücken.
- Legen Sie nun Ihre Unterschenkel auf einer Erhöhung (beispielsweise Hocker, Schaumstoffwürfel oder Sitzball) so ab, dass Ihr Rumpf mit Ihren Oberschenkeln und Ihre Oberschenkel mit Ihren Unterschenkeln einen rechten Winkel bilden.
- Halten Sie diese Position mindestens zehn Minuten lang.
- Machen Sie diese Übung mindestens einmal täglich.

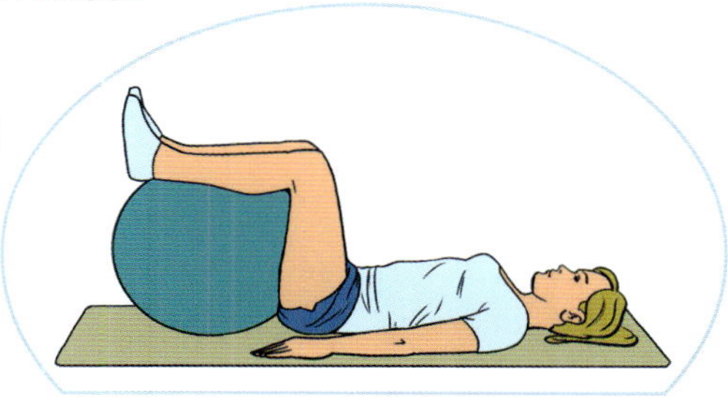

Übung 6: Mobilisierung der Lendenwirbelsäule

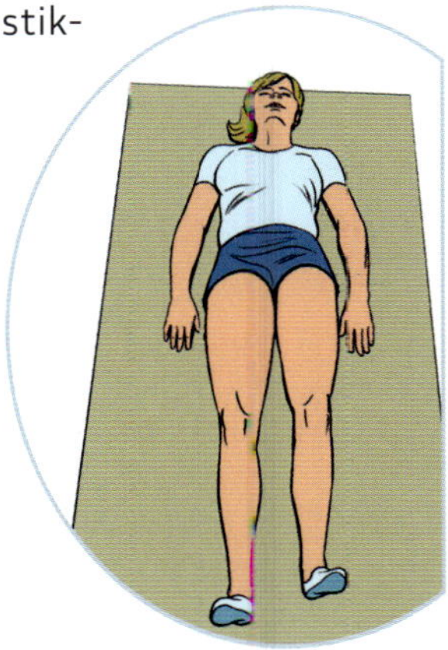

- Legen Sie sich auf einer Yoga- oder Gymnastikmatte auf den Rücken.
- Strecken Sie Arme und Beine lang aus.
- Ziehen Sie nun die linke Hüfte seitlich in Richtung Achseln, gleichzeitig schieben Sie die rechte Hüfte in Richtung Füße.
- Halten Sie diese Position fünf Sekunden.
- Gehen Sie dann in die Ausgangslage zurück und führen Sie die Übung mit der anderen Körperseite fort.
- Führen Sie die Übung auf jeder Seite fünfmal durch.

Übung 7: Für Ihre Halswirbelsäule

- Setzen Sie sich in aufrechter Körperhaltung auf einen Stuhl.

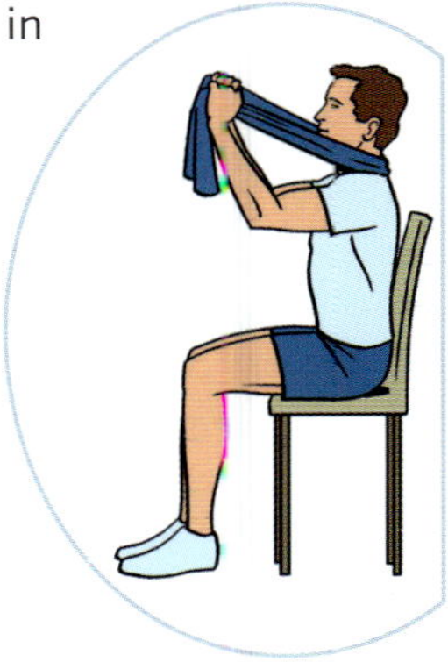

- Legen Sie ein Handtuch mit der Längskanten in den Nacken.
- Führen Sie die beiden Handtuchenden mit beiden Händen nach vorn oben.
- Versuchen Sie nun, Ihren Kopf etwas nach hinten zu bewegen.
- Wiederholen Sie diese Übung zehnmal.

Übung 8: Für Ihre Halswirbelsäule

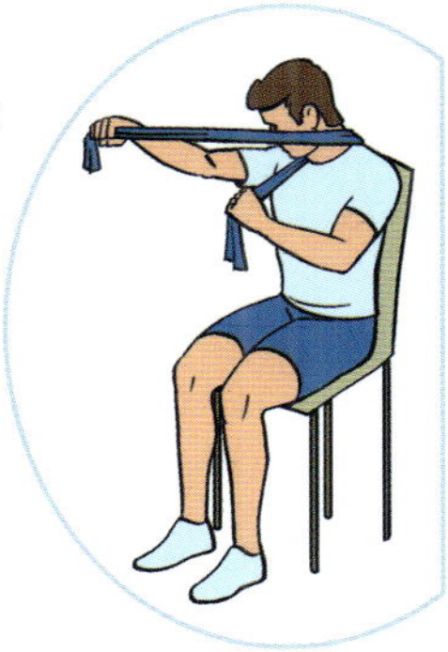

- Setzen Sie sich in aufrechter Haltung auf einen Stuhl.
- Geben Sie ein Handtuch über Ihre Schultern.
- Nehmen Sie die Handtuchspitzen nach vorn.
- Fassen Sie nun mit der linken Hand die rechte, und mit der rechten Hand die linke Handtuchspitze.
- Ziehen Sie die Spitzen mit beiden Händen nach vorn oben.
- Drehen Sie nun den Kopf nach rechts. Dabei geht die rechte Hand mit.
- Wiederholen Sie diese Übung zehnmal. Dann wechseln Sie die Seite und wiederholen diese Übung erneut zehnmal.

Übung 9: Für Ihre Halswirbelsäule

- Setzen Sie sich in aufrechter Körperhaltung auf einen Stuhl.
- Machen Sie mit der rechten Hand eine Faust und legen Sie diese auf den oberen Rand Ihres Brustbeines.

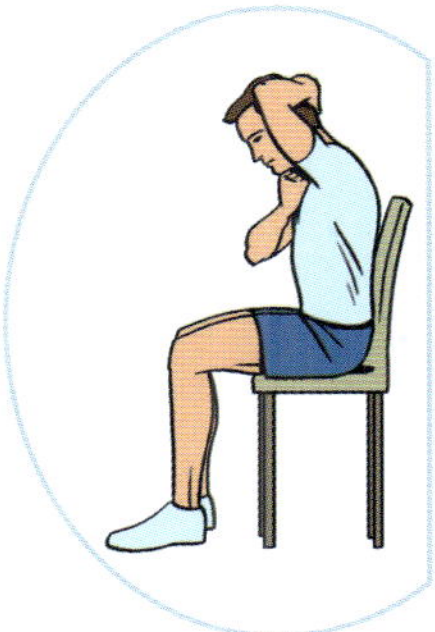

- Legen Sie Ihre Kinnspitzen in die von Finger und Daumen geformte Vertiefung.
- Legen Sie die linke Hand auf Ihren Hinterkopf.
- Bewegen Sie nun Ihren Kopf leicht nach vorn und wieder zurück.
- Wiederholen Sie diese Übung zehnmal.

Übung 10: Für Ihre Halswirbelsäule

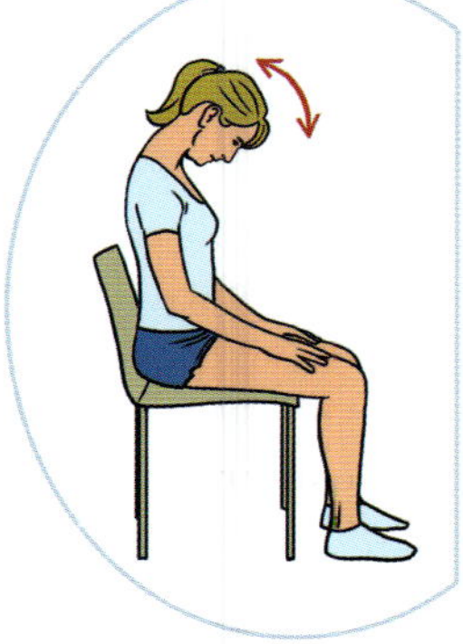

- Setzen Sie sich aufrecht auf einen Stuhl.
- Legen Sie Ihr Kinn auf das Brustbein.
- Richten Sie nun langsam nacheinander jeden einzelnen Wirbel auf, bis Ihr Blick in Richtung Decke zeigt. Beginnen Sie dabei mit der Brustwirbelsäule.
- Halten Sie diese Position für zehn Sekunden.
- Nun rollen Sie jeden einzelnen Wirbel ab, bis die Halswirbelsäule ganz rund ist und Ihr Blick in Richtung Boden zeigt.
- Wiederholen Sie die Übung zehnmal.

Übung 11: Für Ihre Halswirbelsäule

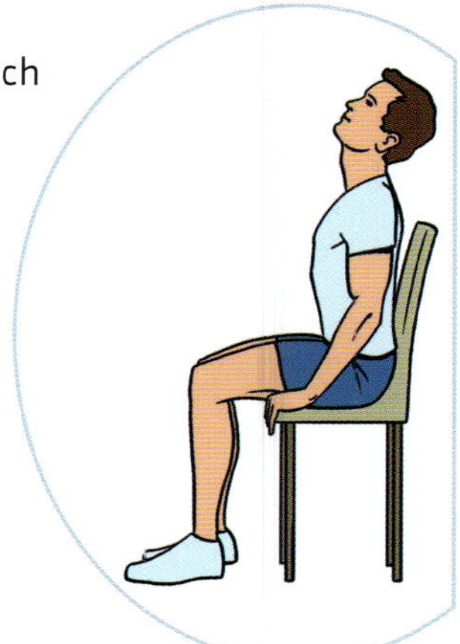

- Setzen Sie sich aufrecht auf einen Stuhl.
- Schieben Sie nun Ihr Kinn waagerecht nach vorn und ziehen Sie es wieder zurück.
- Richten Sie dabei Ihre Halswirbelsäule bewusst auf.
- Halten Sie die Position einen kleinen Moment.
- Während der Übung bleibt Ihr Blick immer nach vorn gerichtet.
- Wiederholen Sie die Übung zehnmal.

Übung 12: Für Ihre Halswirbelsäule

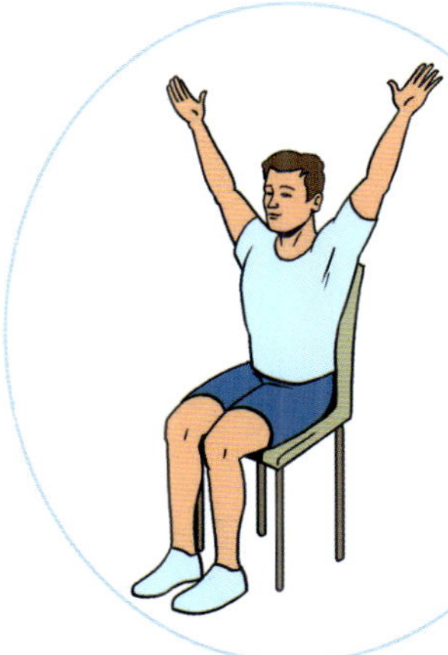

- Setzen Sie sich aufrecht auf einen Stuhl.
- Ziehen Sie nun Ihre beiden Schultern hoch. Dabei atmen Sie tief ein.
- Verweilen Sie zehn Sekunden in dieser Position.
- Nun lassen Sie Ihre Schultern wieder locker fallen. Dabei atmen Sie tief aus.
- Wiederholen Sie diese Übung 15-mal.

Übung 13: Mobilisierung der Halswirbelsäule

- Setzen Sie sich auf einen Stuhl, der Rücken ist gerade. Drehen Sie nun Ihren Kopf nach rechts und nicken Sie mehrmals.
- Drehen Sie nun den Kopf nach links und nicken Sie mehrmals.
- Wiederholen Sie die Übung fünfmal.

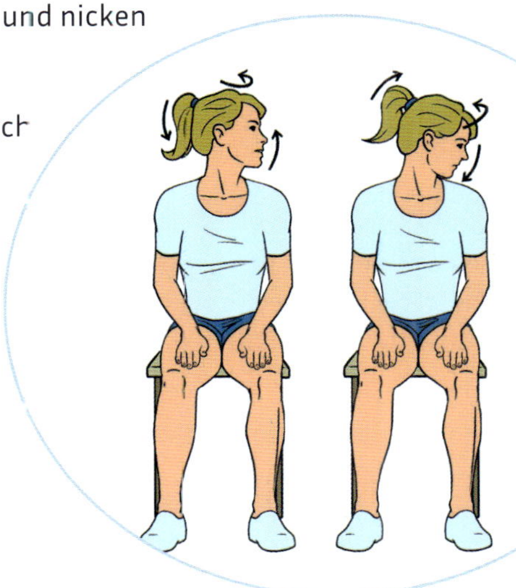

Übung 14: Mobilisierung der Halswirbelsäule

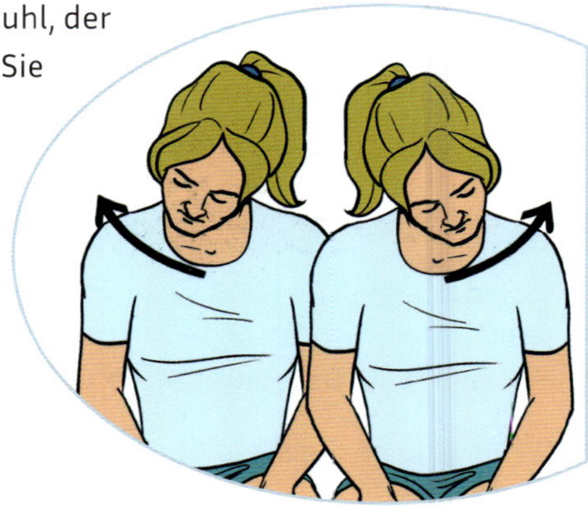

- Setzen Sie sich auf einen Stuhl, der Rücken ist gerade. Bringen Sie Ihr Kinn in Richtung Brustbein.
- Drehen Sie nun Ihren Kopf langsam nach rechts und links, so wie beim „Nein“-Sagen.
- Wiederholen Sie die Übung fünfmal.

Übung 15: Dehnung der Nackenmuskulatur

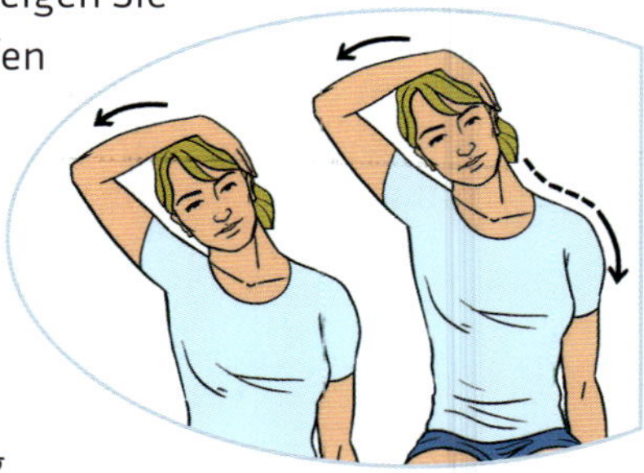

- Setzen Sie sich auf einen Stuhl. Neigen Sie nun Ihren Kopf nach rechts, greifen Sie dabei mit der rechten Hand über den Kopf bis zur linken Schläfe.
- Neigen Sie nun den Kopf weiter nach rechts. Gleichzeitig strecken Sie den linken Arm Richtung Boden. Dabei sollten Sie eine Dehnung in der linken Nackenmuskulatur verspüren. Halten Sie diese Stellung ungefähr 30 Sekunden.
- Nun führen Sie diese Übung mit der linken Seite durch.
- Wiederholen Sie die gesamte Übung dreimal.

Übung 16: Kräftigung der Nackenmuskulatur

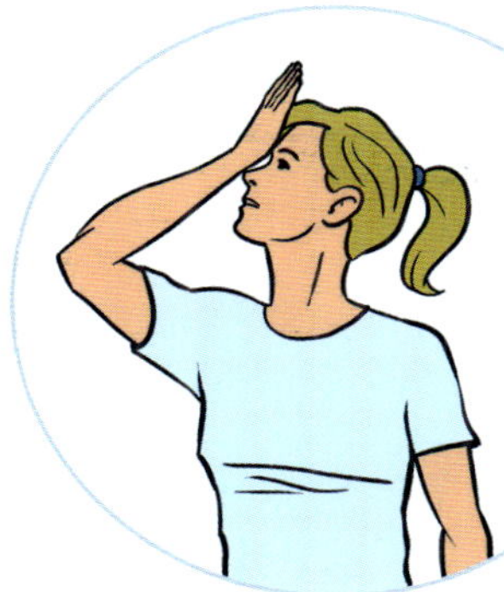

- Setzen Sie sich auf einen Stuhl. Legen Sie eine Hand auf die Stirn und drücken Sie die Hand zehn Sekunden gegen die Stirn. Der Nacken bleibt gestreckt.
- Wiederholen Sie die Übung fünfmal.

Hüfte

Übung 1: Mobilisierung der Hüfte

- Legen Sie sich auf den Bauch. Verschränken Sie Ihre Arme unter dem Kopf.
- Winkeln Sie nun das rechte Bein rechtwinklig an und heben Sie Ihr Knie ungefähr zehn Zentimeter nach oben. Halten Sie diese Position fünf bis zehn Sekunden.
- Wiederholen Sie die Übung mit dem linken Bein.
- Führen Sie die Übung mit jeder Seite fünfmal durch.

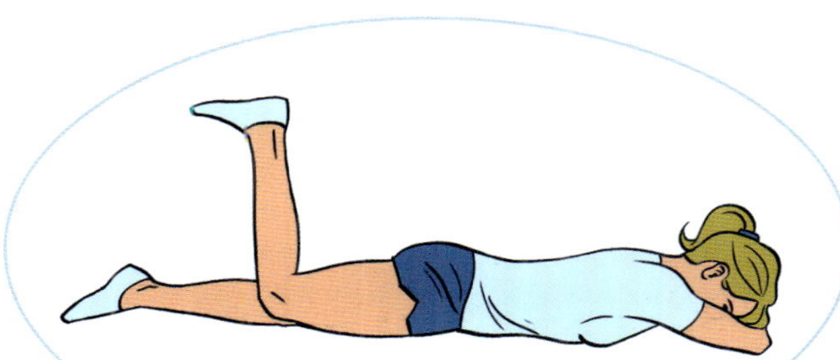

Übung 2: Kräftigung der Hüftmuskulatur

- Legen Sie sich auf die Seite. Winkeln Sie das untere Bein in Hüfte und Knie leicht an. Das andere Bein bleibt im Knie gestreckt.
- Führen Sie nun das gestreckte Bein seitlich nach oben. Halten Sie diese Position fünf bis zehn Sekunden.
- Wiederholen Sie die Übung mit dem anderen Bein.
- Führen Sie die Übung pro Seite fünfmal durch.

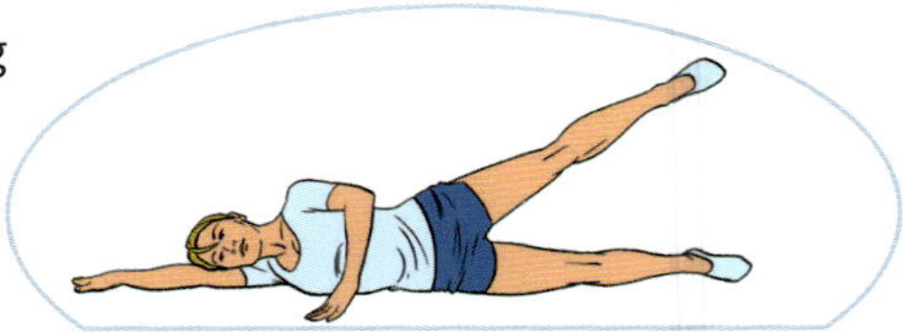

Übung 3: Dehnung und Mobilisierung des Hüftgelenks

- Legen Sie sich auf den Rücken und strecken Sie beide Beine aus. Drücken Sie Ihre Knie durch, ziehen Sie die Fußspitzen in Richtung Körper.
- Spreizen Sie das rechte Bein so weit wie möglich ab, halten Sie die Position einen Moment und führen Sie das Bein dann wieder zurück.
- Wiederholen Sie die Übung mit dem linken Bein.
- Führen Sie die Übung fünfmal pro Seite durch.

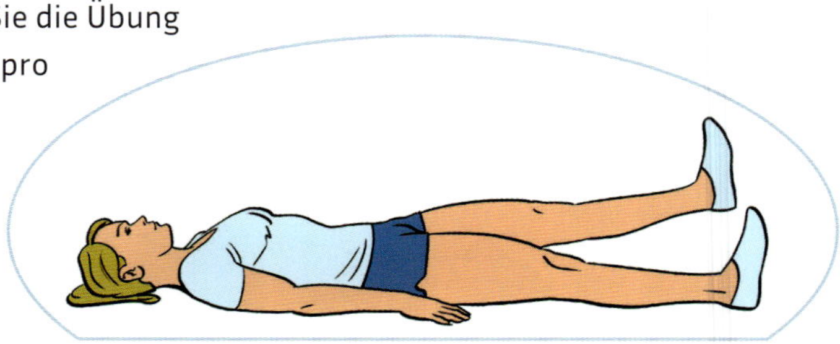

Übung 4: Mobilisierung des Hüftgelenks

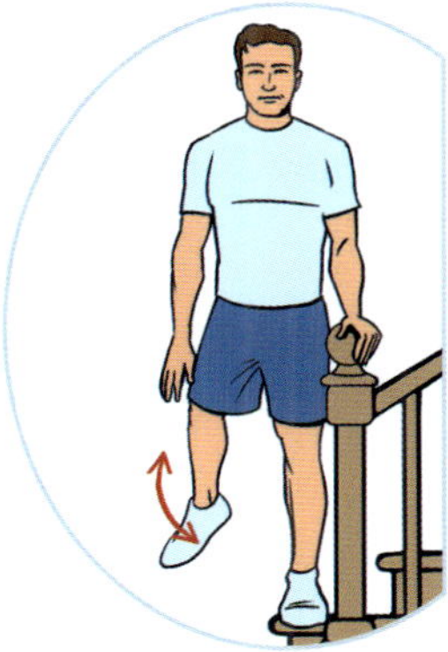

- Stellen Sie sich seitlich mit dem gesunden Bein auf eine Treppenstufe. Halten Sie sich dabei am Treppengeländer fest.
- Pendeln Sie nun mit dem betroffenen Bein aus der Hüfte locker vor und zurück – so weit es die Beweglichkeit Ihrer Hüfte zulässt. Halten Sie das Becken dabei möglichst ruhig, denn die Bewegung soll aus der Hüfte und nicht aus der Lendenwirbelsäule erfolgen.
- Schwingen Sie fünfmal hin und her.
- Machen Sie eine kleine Pause und wiederholen Sie die Übung insgesamt viermal.
- Sie können den Effekt dieser Übung verstärken, wenn Sie eine Gewichtsmanschette an das betroffene Bein anlegen.

Übung 5: Dehnung der Hüftmuskulatur

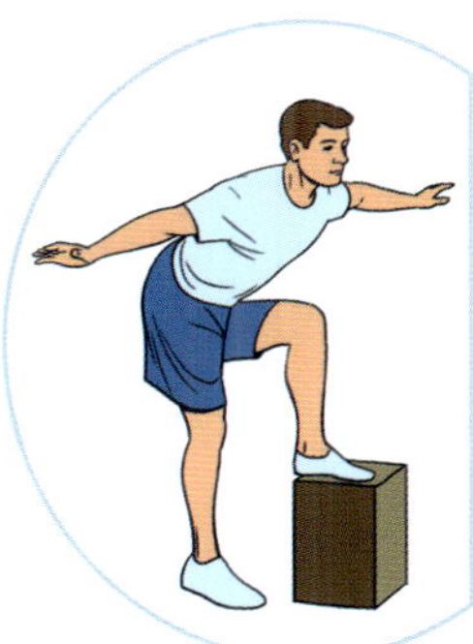

- Stellen Sie einen Fuß auf die Sitzfläche eines Stuhls, das andere Bein bleibt am Boden.
- Gehen Sie mit aufrechtem Oberkörper so weit nach vorn, bis Sie eine Dehnung in der Hüfte des Standbeins verspüren. Halten Sie die Position 30 Sekunden lang und wechseln Sie anschließend die Seite.
- Wiederholen Sie die Übung für jedes Bein fünfmal.

Übung 6: Kräftigung der Hüftmuskulatur

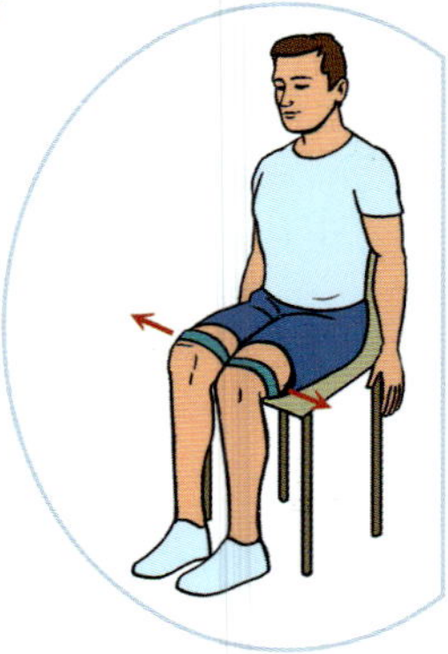

- Für diese Übung benötigen Sie ein Thera-Band mittlerer Stärke.
- Setzen Sie sich aufrecht auf einen Hocker oder einen Stuhl. Öffnen Sie Ihre Unter- und Oberschenkel nur leicht.
- Schlingen Sie das Thera-Band in Form einer Acht um die Oberschenkel.
- Stemmen Sie Ihre Oberschenkel – ohne die Position der Füße zu verändern – nun gegen den Widerstand des Bandes nach außen. Verharren Sie 30 Sekunden in dieser Position. Dann schließen Sie die Oberschenkel wieder.
- Wiederholen Sie diese Übung ebenfalls fünfmal.

Übung 7: Beugen und Strecken des Hüftgelenks

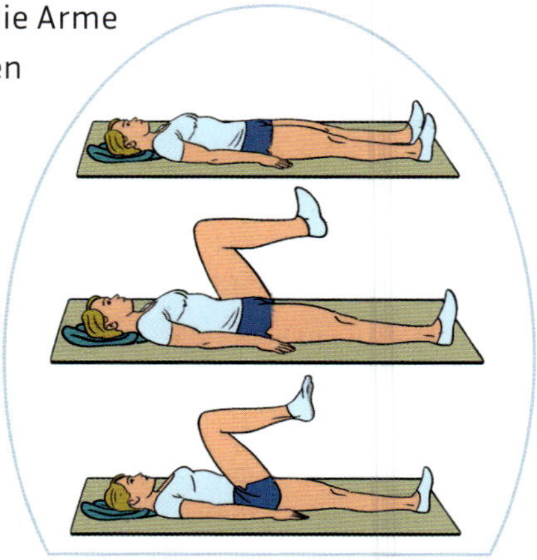

- Legen Sie sich auf den Rücken, die Arme liegen neben dem Körper. Beugen Sie das linke Bein so weit wie möglich, dann legen Sie es wieder ab. Das rechte Bein bleibt gerade auf der Unterlage.
- Nehmen Sie nun das rechte Bein.
- Führen Sie die Übung mit jeder Seite zehnmal durch.

Übung 8: Dehnen der Innenseite des Oberschenkels

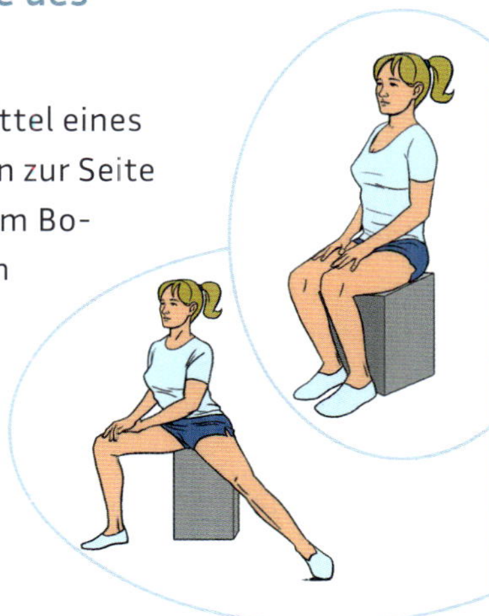

- Setzen Sie sich auf das vordere Drittel eines Stuhls. Spreizen Sie das rechte Bein zur Seite ab. Die Fußinnenseite steht auf dem Boden, das Knie ist gestreckt. Bleiben Sie 20 bis 30 Sekunden in dieser Haltung.
- Machen Sie nun die Übung mit dem linken Bein.
- Führen Sie die Übung dreimal pro Seite durch.

Übung 9: Stabilisieren der Hüfte

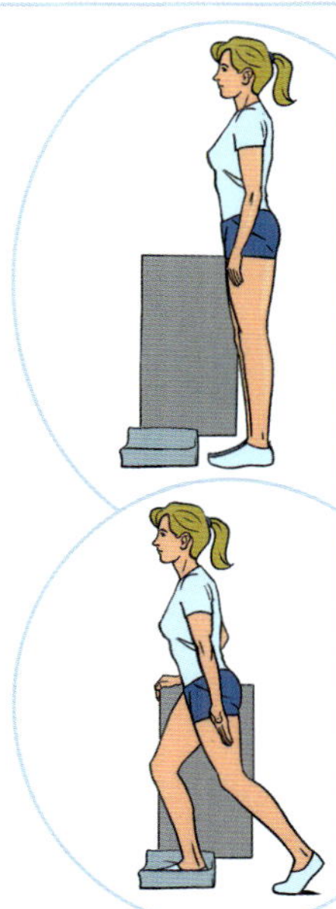

- Stellen Sie sich seitlich zur Stuhllehne. Legen Sie eine zusammengefaltete Decke oder ein dickes Buch vor Ihre Füße auf den Boden. Setzen Sie den rechten Fuß nach vorn auf die Decke. Verlagern Sie dabei Ihr Körpergewicht auf das rechte Bein nach vorn, die linke Ferse hebt vom Boden ab.
- Bleiben Sie für zehn bis 15 Sekunden in dieser Haltung.
- Wechseln Sie nun auf den linken Fuß.
- Führen Sie diese Übung fünf- bis achtmal pro Seite durch.

Sprunggelenke

Übung 1: Verbesserung von Beweglichkeit und Kraft im oberen Sprunggelenk

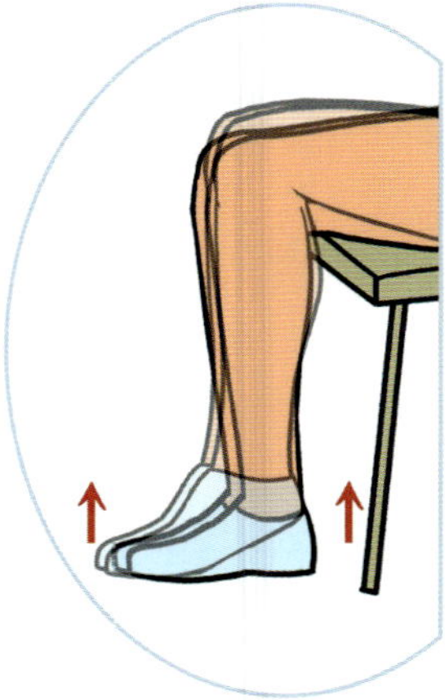

- Setzen Sie sich auf einen Stuhl, Ihre Füße stehen auf dem Boden.
- Nun den betroffenen Fuß langsam auf die Zehenspitzen rollen, dort kurz die Spannung halten und dann den ganzen Fuß wieder auf den Boden setzen.
- Die Zehenspitzen nach oben in Richtung Körper ziehen.
- Wiederholen Sie die Übung fünfmal.

Übung 2: Stärkung der Muskulatur

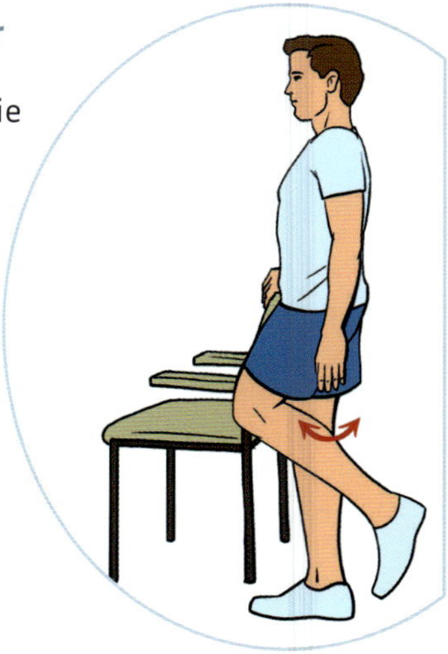

- Stellen Sie sich auf die Füße. Halten Sie sich dabei an einer Stuhllehne fest.
- Nun heben Sie den gesunden Fuß hoch und winkeln das Bein an.
- Schwingen Sie das Bein langsam vor und zurück.
- Wiederholen Sie diese Übung zehnmal.

Übung 3: Stärkung der Muskulatur

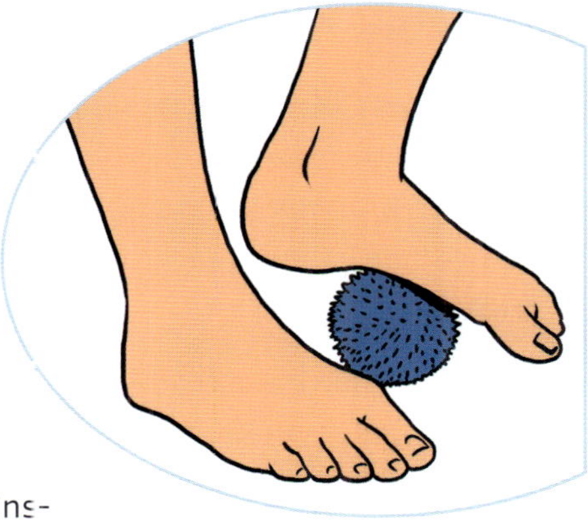

- Legen Sie einen Tennis- oder Igelball auf den Boden.
- Rollen Sie nun mit jedem Fuß jeweils zehnmal leicht über den Ball.
- Führen Sie die ganze Übung insgesamt dreimal durch.

Übung 4: Stärkung der Muskulatur

- Stellen Sie sich aufrecht auf den Boden. Beide Füße stehen hüftbreit auseinander und sind nach vorn gerichtet.

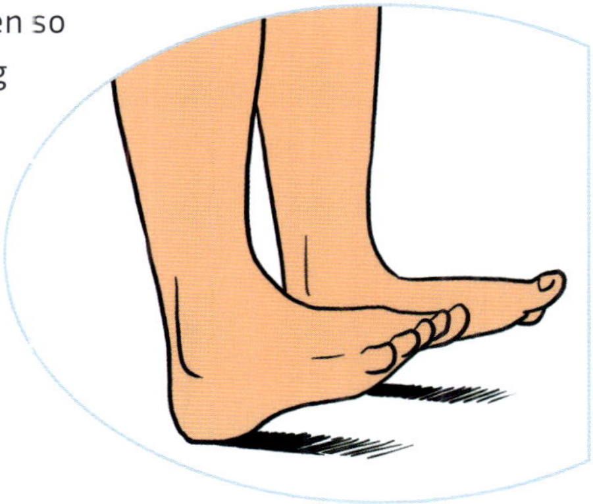

- Ziehen Sie nun die Fußspitzen so weit wie möglich in Richtung der Knie. Halten Sie diese Stellung ungefähr fünf Sekunden lang.
- Dann senken Sie beide Füße wieder langsam auf den Boden. Der Oberkörper bleibt aufrecht.
- Wiederholen Sie die Übungen zehn- bis 15-mal. Führen Sie drei Durchgänge durch.

Übung 5: Stärkung der Muskulatur

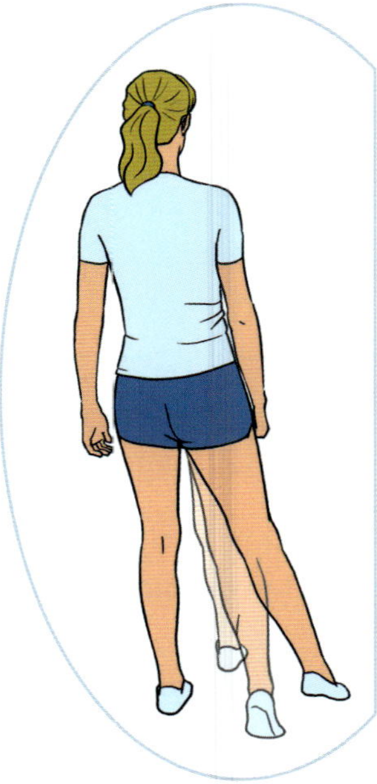

- Stellen Sie sich auf den Boden. Verlagern Sie Ihr Körpergewicht auf den betroffenen Fuß. Achten Sie darauf, dass der Fuß gerade ist. Beugen Sie das Knie leicht an.
- Tippen Sie nun mit der Fußspitze des freien Beins in einem Dreieck nach vorn, zur Seite und nach hinten.
- Führen Sie die Übung fünfmal hintereinander durch.

Hand- und Fingergelenke

Übung 1: Aufwärmen der Gelenke

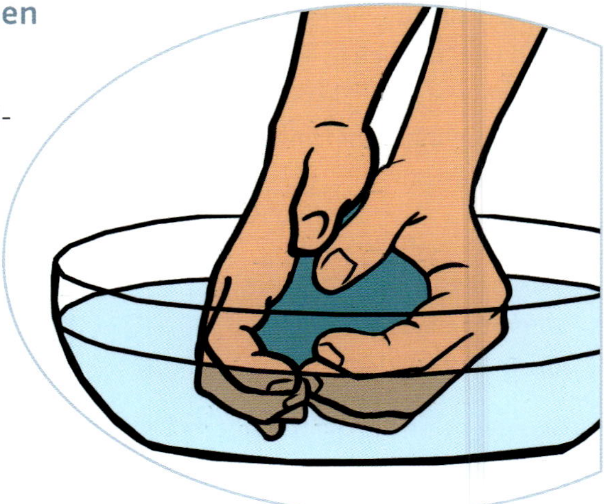

- Kneten Sie fünf Minuten lang sanft einen Haushaltsschwamm in einer Schüssel mit warmem Wasser.

Übung 2: Aufwärmen der Gelenke

- Erwärmen Sie Rapssamen im Backofen (den Samen bekommen Sie in der Apotheke).
- Kneten Sie den Rapssamen fünf Minuten lang sanft mit Ihren Fingern.

Übung 3: Stärkung der Muskulatur

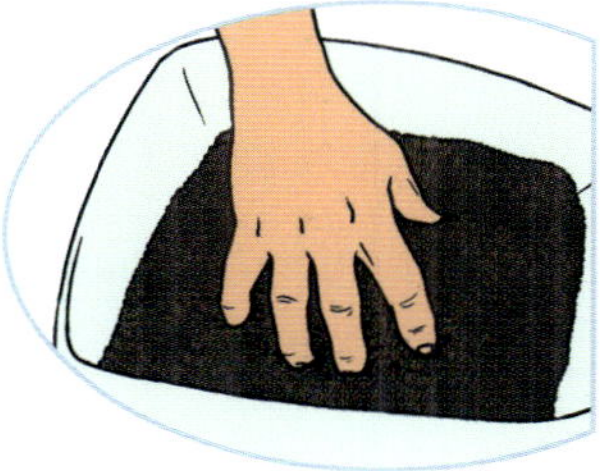

- Geben Sie ungekochten Reis in eine Schüssel.
- Nun kneten Sie den Reis fünf Minuten lang mit beiden Händen.

Übung 4: Stärkung der Muskulatur

- Legen Sie Ihre Unterarme und das Handgelenk mit der Handfläche nach unten auf den Tisch. Strecken Sie Ihre Finger aus.
- Bilden Sie anschließend langsam eine Faust. Legen Sie zuerst den Daumen in die Handfläche, beugen Sie dann die Finger in den Endgelenken, danach in den Mittel- und Grundgelen- ken.
- Nun strecken Sie die Finger wieder langsam aus.
- Wiederholen Sie die Übung zehnmal.

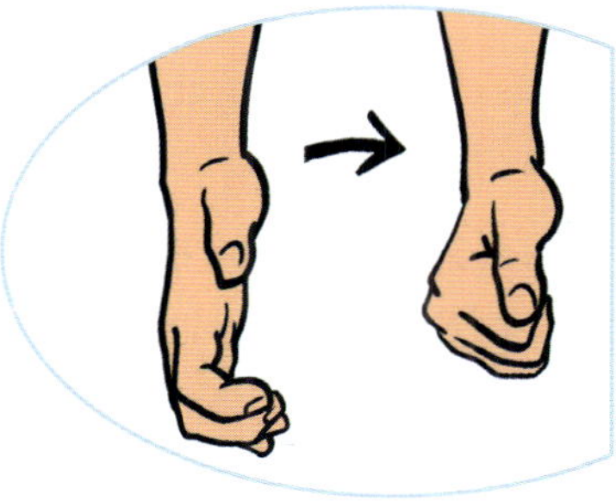

Übung 5: Verbesserung der Beweglichkeit der Gelenke

- Legen Sie Ihre Unterarme auf den Tisch und spreizen Sie die Hände, die Finger bleiben gestreckt.
- Nun führen Sie nacheinander die Finger zum Daumen und wieder zurück. Die Hände bleiben gespreizt, die Finger gestreckt.

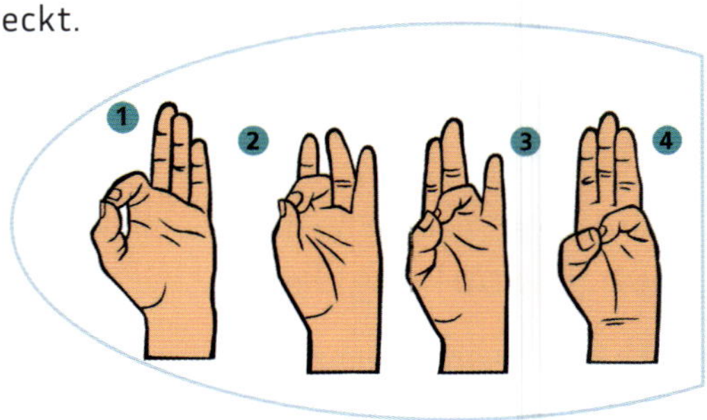

- Führen Sie die Übung mit beiden Händen nacheinander durch, und zwar jeweils dreimal.

Übung 6: Verbesserung der Beweglichkeit der Gelenke

Sie benötigen einen Softball, den es in jedem Sanitätsfachgeschäft gibt.

- Legen Sie Ihre Unterarme und das Handgelenk auf den Tisch. Nehmen Sie den Softball in die Hand.
- Kneten Sie den Softball drei bis vier Minuten vorsichtig mit den Fingern.
- Wechseln Sie anschließend die Hand.
- Natürlich können Sie auch gleichzeitig je einen Softball mit beiden Händen kneten.

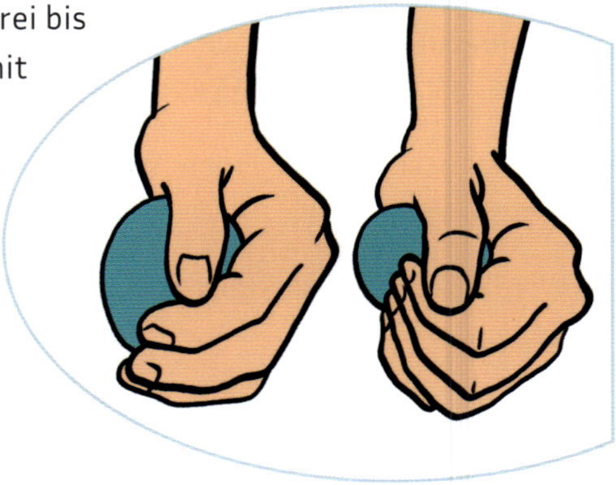

Übung 7: Kräftigung des Handgelenks

Sie benötigen eine Rolle elastische Binde.

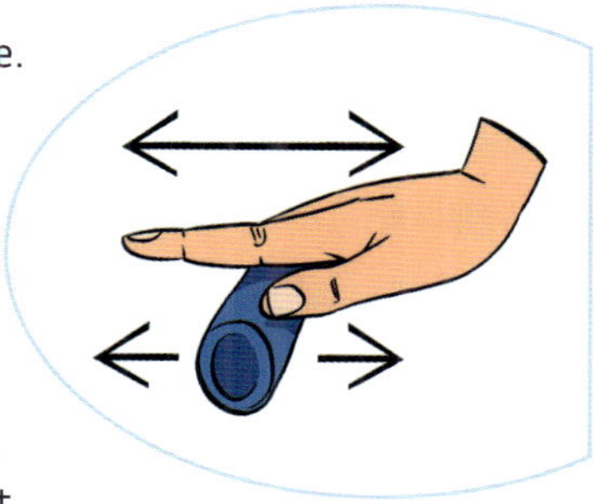

- Legen Sie die Rolle elastische Binde vor sich auf den Tisch.
- Legen Sie Ihre Handinnenfläche auf die elastische Binde und rollen Sie sie nun zwei Minuten hin und her. Die Finger bleiben dabei ausgestreckt.
- Wechseln Sie anschließend die Hand.

Übung 8: Für die Fingergelenke

- Setzen Sie sich aufrecht hin und strecken Sie den Unterarm aus.
- Rollen Sie einen Igelball (aus dem Sanitätsfachgeschäft) mit den Fingerspitzen der einen Hand vom Daumenballen der anderen Hand zu den Fingerspitzen zwei Minuten lang auf und ab.
- Wiederholen Sie die Übung mit jeder Hand dreimal.

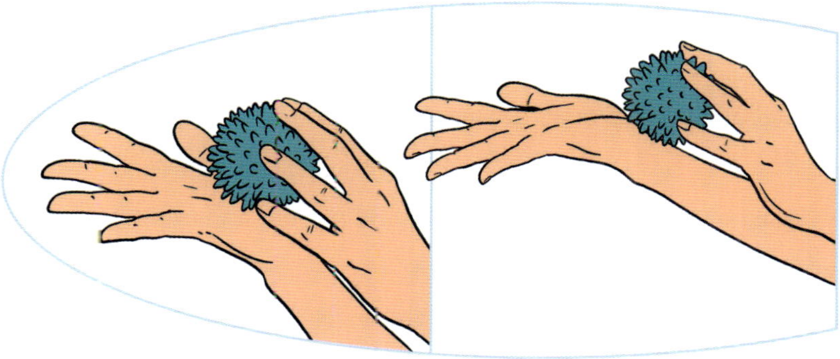

Übung 9: Für das Daumensattelgelenk

Sie benötigen eine Rolle elastische Binde.

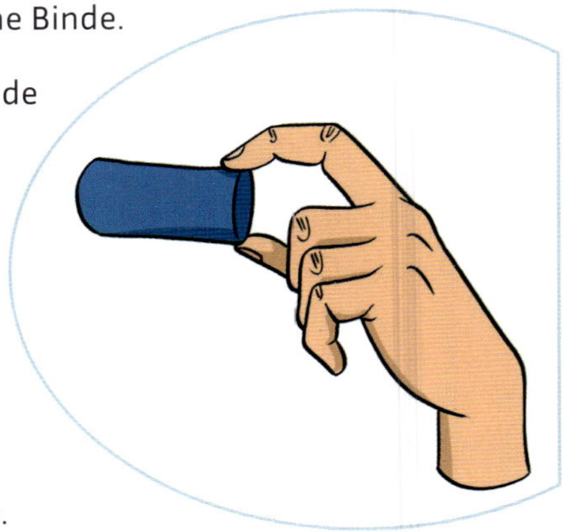

- Nehmen Sie die elastische Binde zwischen Daumen und Zeigefinger.
- Dann folgen der Mittel-, der Ring- und der kleine Finger.
- Wechseln Sie nun die Hand.
- Führen Sie die Übung jeweils fünfmal mit jeder Hand durch.

Übung 10: Entspannung für das Handgelenk

- Reiben Sie Ihre Handinnenflächen eine bis zwei Minuten gegeneinander.

Übung 11: Entspannung der Fingergelenke

- Legen Sie eine Hand mit der Innenfläche auf den Tisch. Strecken Sie Ihre Finger aus.
- Ziehen Sie nun vorsichtig einen gestreckten Finger nach dem anderen nach außen.
- Machen Sie die Übung anschließend mit der anderen Hand.

Knie

Übung 1: Kräftigung der Beinmuskulatur

- Setzen Sie sich auf einen Stuhl oder einen Hocker. Stellen Sie einen Fuß auf ein Hand- oder Putztuch.
- „Wischen" Sie nun mit dem Fuß den Boden. Bewegen Sie das Handtuch dabei gleichmäßig vor und zurück sowie zu beiden Seiten. Dabei muss der Fuß immer den Kontakt zum Boden behalten.
- Wischen Sie mit jedem Fuß ungefähr eine Minute. Machen Sie dann eine Minute Pause.
- Wiederholen Sie die Übung dreimal.
- Wenn Sie einen guten Gleichgewichtssinn haben, dann können Sie diese Übung auch im Stehen ausführen.

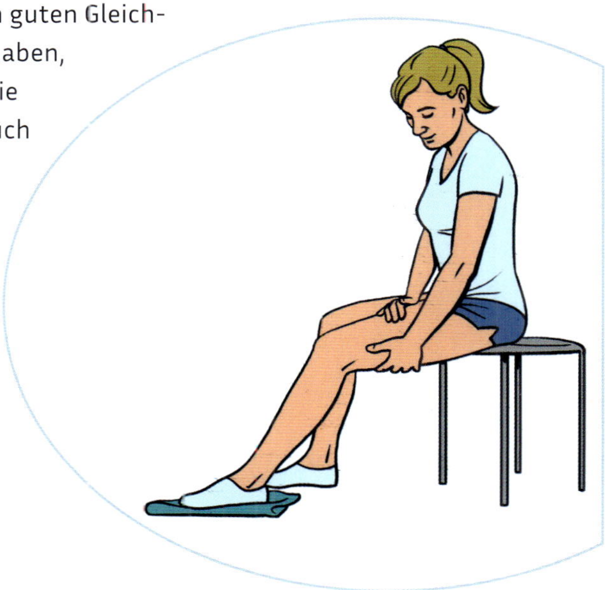

Übung 2: Lockerung des Gelenks

- Setzen Sie sich so auf einen Tisch, dass das Kniegelenk frei schwingen kann.
- Nun lassen Sie das rechte Bein 40 Sekunden lang vor- und zurückpendeln.
- Nach einer kurzen Pause führen Sie die Übung mit dem linken Bein durch.
- Wiederholen Sie die gesamte Übung fünfmal.

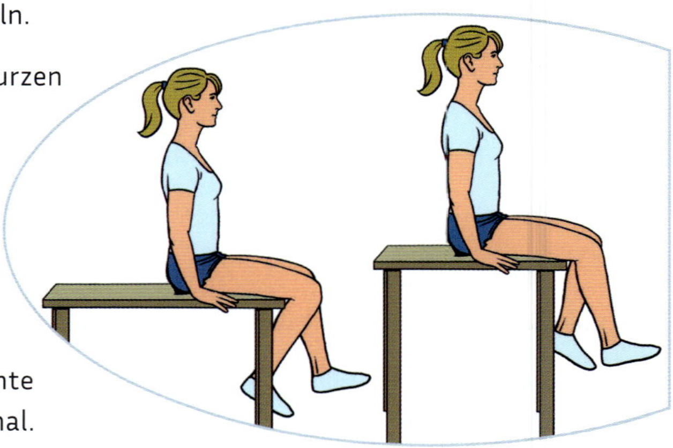

Übung 3: Kräftigung der Muskulatur

- Setzen Sie sich auf einen Stuhl. Strecken Sie das rechte Bein nach vorn. Der Oberschenkel liegt auf der Stuhlkante.
- Ziehen Sie nun die Fußspitze in Richtung Nase, das Kniegelenk ist dabei gestreckt, die Beinmuskeln sind angespannt. Halten Sie die Position fünf Sekunden lang.

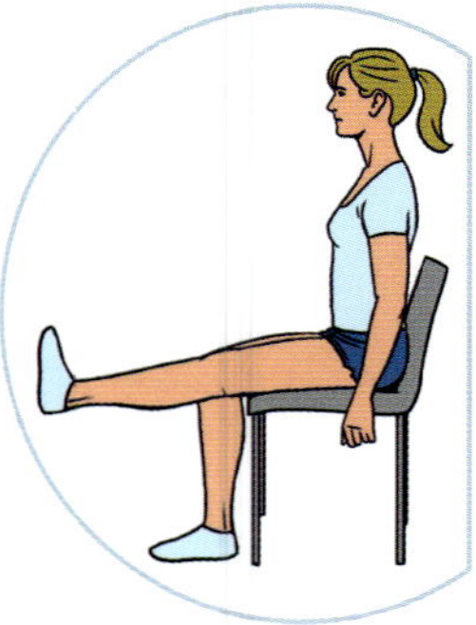

- Wiederholen Sie die Übung mit dem linken Bein.
- Machen Sie fünf Durchgänge pro Bein.

Übung 4: Kräftigung der Muskulatur

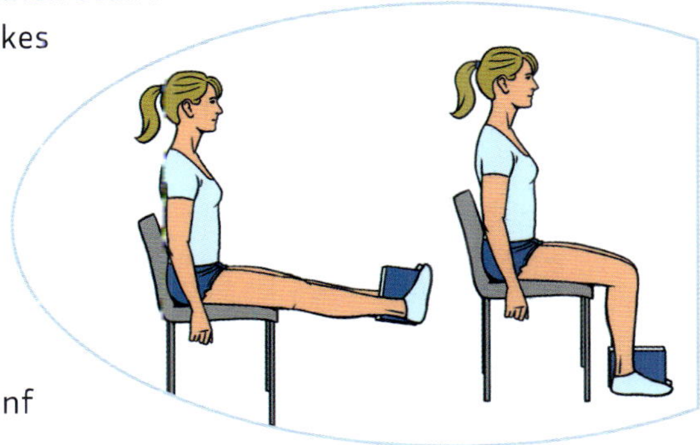

- Setzen Sie sich auf einen Stuhl. Klemmen Sie ein dickes Buch zwischen die Füße.
- Heben Sie das Buch an, indem Sie Ihre Beine langsam strecken. Halten Sie diese Position fünf Sekunden.
- Setzen Sie nun Ihre Beine wieder langsam ab. Machen Sie zehn Sekunden Pause.
- Führen Sie die Übung insgesamt fünfmal durch.

Kniescheibe

Übung 1: Kräftigung der Muskulatur, Stabilisierung der Kniescheibe

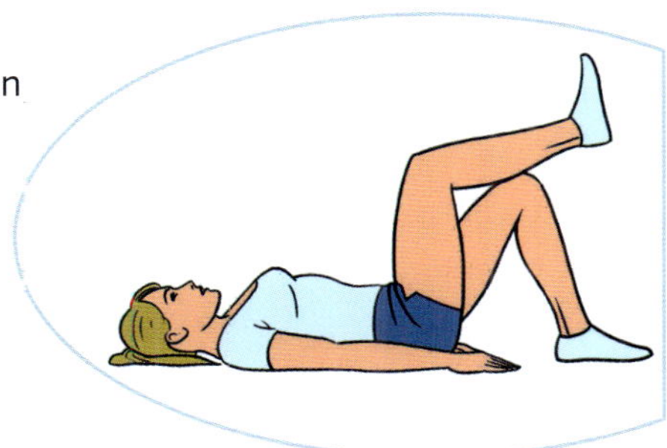

- Legen Sie sich auf den Rücken winkeln Sie das gesunde Bein an.
- Fahren Sie mit dem betroffenen Bein zwei Minuten in der Luft Fahrrad.

Übung 2: Kräftigung der Muskulatur, Stabilisierung der Kniescheibe

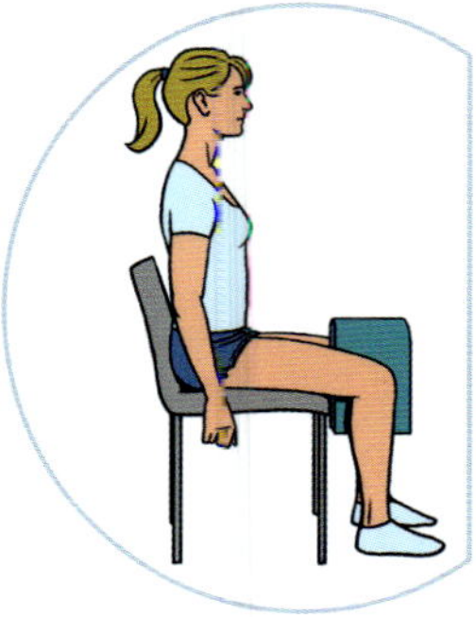

- Setzen Sie sich auf einen Stuhl und klemmen Sie ein Kissen zwischen Ihre Knie.
- Drücken Sie nun Knie und Unterschenkel fest zusammen. Halten Sie die Spannung zehn Sekunden, dann entspannen Sie zehn Sekunden.
- Wiederholen Sie die Übung zehnmal.

Schulter

Üben Sie mit dem Thera-Band

Für meine Übungen für das Schultergelenk benötigen Sie ein elastisches Übungsband (Thera-Band). Es wird in vielen Übungsprogrammen eingesetzt. Übungen mit dem Thera-Band bewirken Kraftzuwachs, Schmerzreduktion sowie Verbesserung von Gleichgewicht, Ausdauer, Beweglichkeit und Körperhaltung. Die Farben der Bänder entsprechen dem Widerstand des jeweiligen Bandes. Die Farbcodierung geht von beige über gelb, rot, grün, blau, schwarz, silber und gold.

Übung 1: Außenrotation

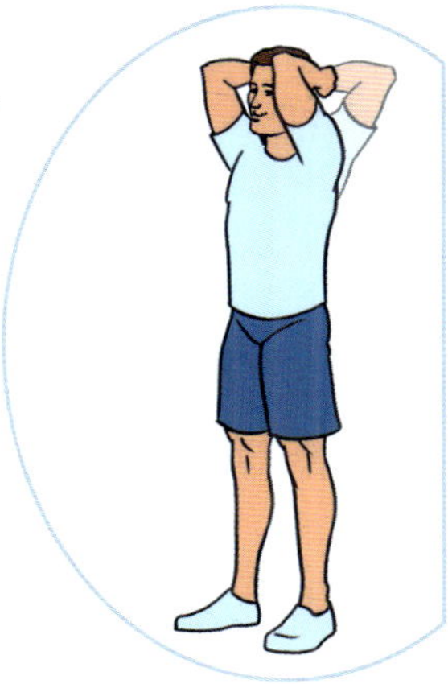

- Stellen Sie sich aufrecht hin (bei Beschwerden in Knien oder Hüfte kann diese Übung auch im Sitzen durchgeführt werden). Die Hände hinter dem Kopf zusammenfalten.
- Die beiden Ellenbogen abwechselnd langsam soweit wie möglich zusammen- und wieder auseinanderführen.
- Wiederholen Sie die Übung zehnmal.

Übung 2: Kräftigung der Schultermuskulatur

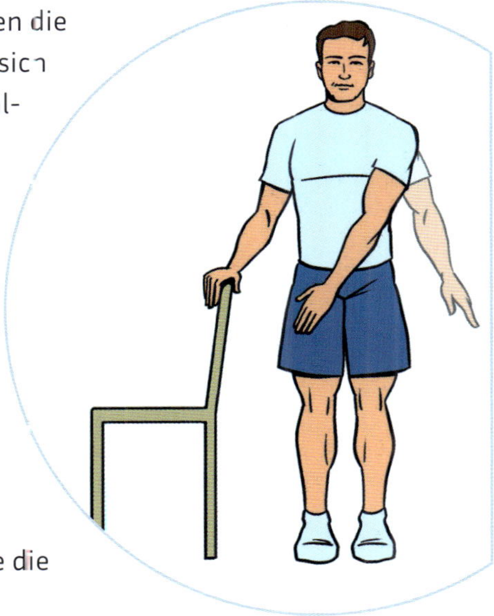

- Stellen Sie sich seitlich neben die Stuhllehne und stützen Sie sich mit einem Arm auf der Stuhllehne ab.
- Lassen Sie den anderen Arm von links nach rechts pendeln. Wenn möglich, dann können Sie auch eine kleine Flasche Wasser in die pendelnde Hand nehmen.
- Wiederholen Sie die Übung zehnmal, dann wechseln Sie die Seiten.

Übung 3: Stärkung der Schultermuskulatur (Sie benötigen das Thera-Band)

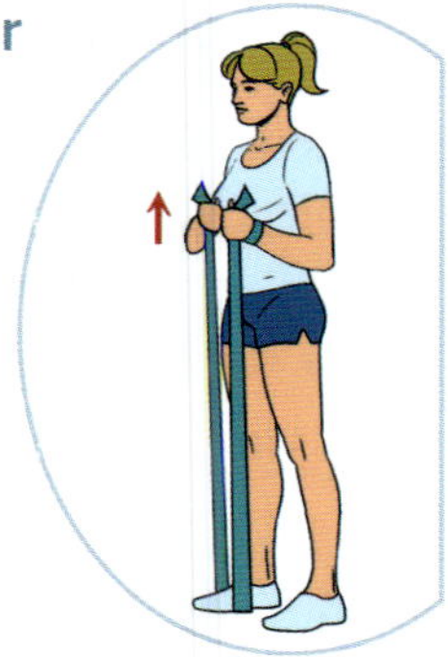

- Stellen Sie sich hüftbreit hin, Ihr rechter Fuß steht auf der Mitte des Bandes. Wickeln Sie die beiden Enden des Bandes einmal um die Hände, und halten Sie die Hände mit angewinkelten Armen auf Brusthöhe. Die Ellenbogen zeigen dabei leicht nach hinten.
- Gehen Sie bei aufrechtem Körper und angespannten Bauchmuskeln mit dem linken Bein einen Schritt nach vorn, gehen Sie dabei – wenn möglich – leicht in die Knie. Strecken Sie Ihre Arme aus und halten Sie diese Stellung zehn Sekunden.
- Bewegen Sie Ihre Arme wieder langsam zurück neben die Brust.
- Wiederholen Sie die Übung zehnmal. Dann wechseln Sie das Bein.

Übung 4: Innenrotation (Sie benötigen das Thera-Band)

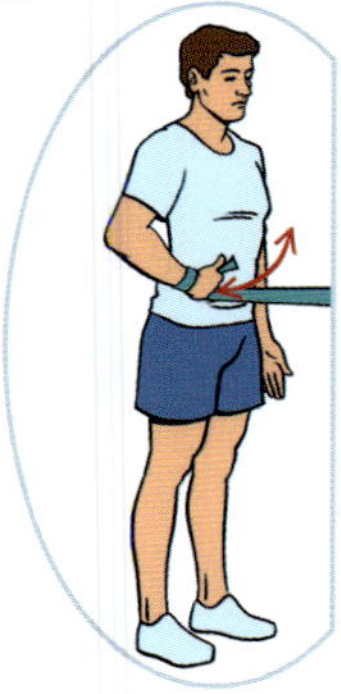

- Befestigen Sie das eine Ende des Thera-Bandes an der Türklinke. Wickeln Sie das andere Ende um Ihre rechte Hand und gehen Sie dann so weit von der Tür weg, dass das Band leicht gespannt ist und nicht durchhängt. Lassen Sie den Oberarm locker herunterhängen und beugen Sie den Ellenbogen im rechten Winkel.
- Ziehen Sie nun das Band langsam nach innen. Dabei bleibt der Oberarm am Körper.
- Wiederholen Sie die Übung zehnmal. Dann wechseln Sie den Arm.

Übung 5: Anspannen der Schultermuskulatur

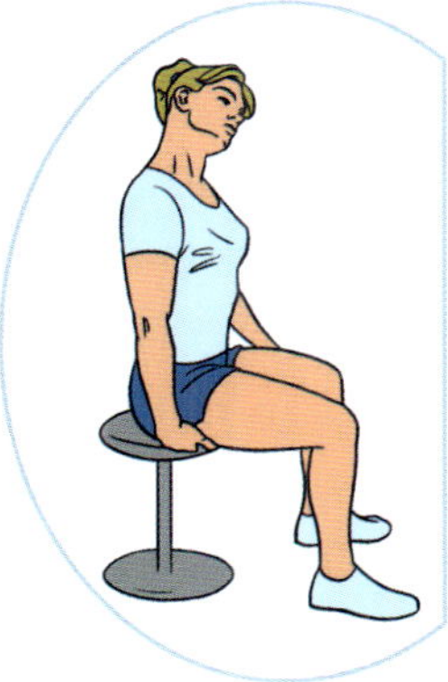

- Setzen Sie sich auf einen Stuhl. Legen Sie die Hand unter das Gesäß, und zwar auf die Körperseite mit dem betroffenen Schultergelenk.
- Neigen Sie nun Ihren Körper auf die gegenüberliegende Seite. Dadurch bauen Sie eine Spannung auf und üben Zug auf den Arm aus. Halten Sie diese Spannung drei Minuten.
- Führen Sie diese Übung fünfmal durch.

Übung 6: Kräftigung der Schultermuskulatur

- Stellen Sie sich aufrecht hin. Legen Sie beide Ellenbogen am Körper an und strecken Sie beide Unterarme waagrecht nach außen. Drehen Sie Ihre Handflächen nach oben.

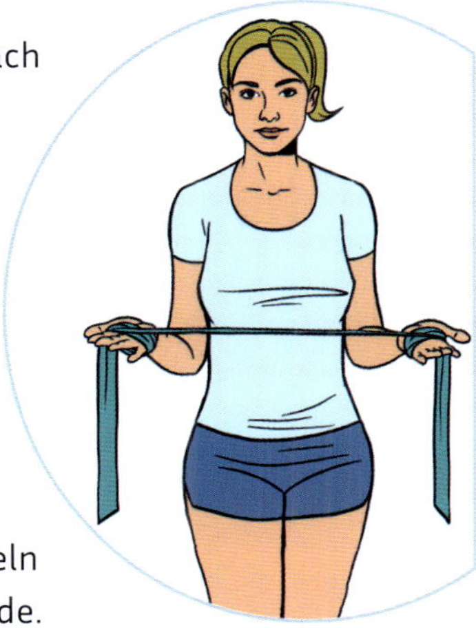

- Bewegen Sie nun beide Unterarme nach außen, aber nur so weit diese Bewegung keine Schmerzen verursacht.
- Gehen Sie nun in die Ausgangslage zurück.
- Führen Sie die Übung zehnmal durch
- Mithilfe eines Thera-Bandes können Sie den Kraftaufwand erhöhen. Wickeln Sie dazu dessen Enden um beide Hände.

Übung 7: Kräftigung der Schultermuskulatur

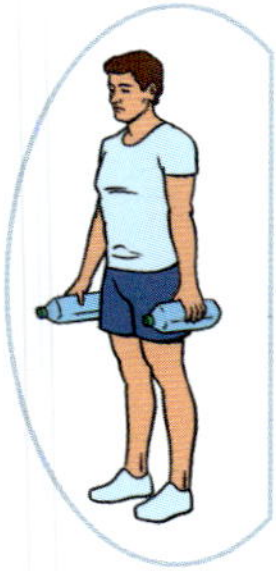

- Stellen Sie sich auf den Boden. Die Beine stehen hüftbreit auseinander. Den Blick richten Sie nach vorn. Die Arme hängen locker nach unten. Nehmen Sie nun volle Wasserflaschen (oder Bücher, Mehlpackungen, Konservendosen) in jede Hand.
- Heben Sie die nahezu gestreckten Arme seitlich so weit wie Sie können an, im Idealfall bis zur Waagrechten. Die Handflächen zeigen dabei nach unten.

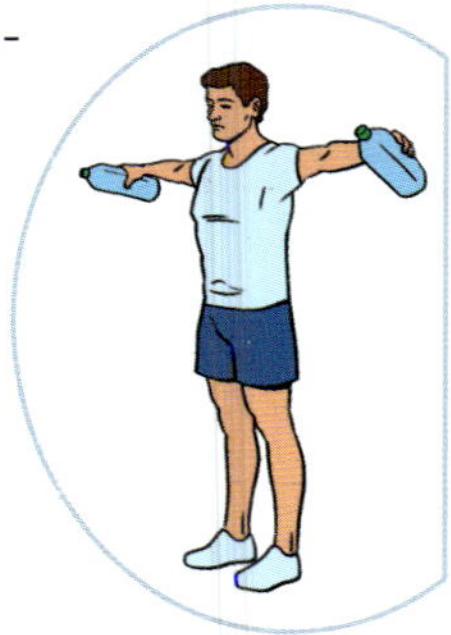

- Verbleiben Sie zehn Sekunden in dieser Haltung.
- Wiederholen Sie die Übung zehn- bis 15-mal.
- Wichtig: Sie dürfen die Schultern nicht zu den Ohren ziehen und nicht mit Schwung arbeiten.

Übung 8: Verbesserung der Gelenkbeweglichkeit

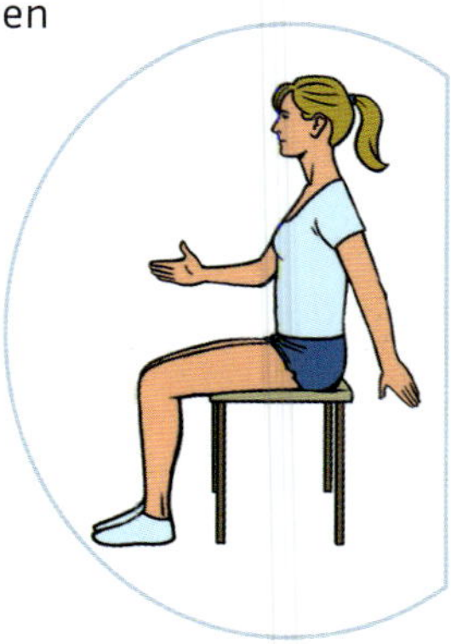

- Setzen Sie sich in aufrechter Haltung auf einen Hocker. Die Füße stehen hüftbreit auf dem Boden.
- Pendeln Sie nun mit Ihren Armen diagonal 30 Sekunden lang hin und her. Dann machen Sie eine kurze Pause. Beim Schwingen nach vorn sind die Arme gebeugt, beim Schwingen nach hinten gestreckt.
- Wiederholen Sie die Übung zehnmal.

Übung 9: Stärkung der Muskulatur

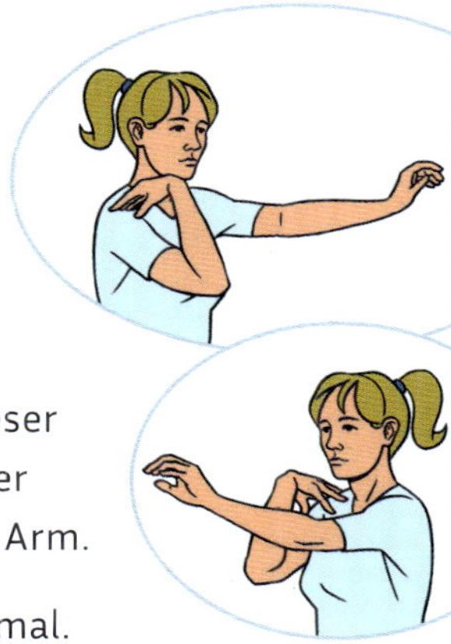

- Setzen Sie sich in aufrechter Haltung auf einen Hocker.
- Beugen Sie nun Ihren rechten Arm und legen Sie die rechte Hand auf die rechte Schulter. Bleiben Sie zehn Sekunden in dieser Haltung. Dann strecken Sie den Arm wieder weg. Wiederholen Sie dies mit dem linken Arm.
- Wiederholen Sie die gesamte Übung zehnmal.

Zehengelenke

Alle Übungen werden im Sitzen durchgeführt, also auf einer Bank, einem Stuhl oder auf dem Bett.

Übung 1: Mobilisierung des Großzehengelenks

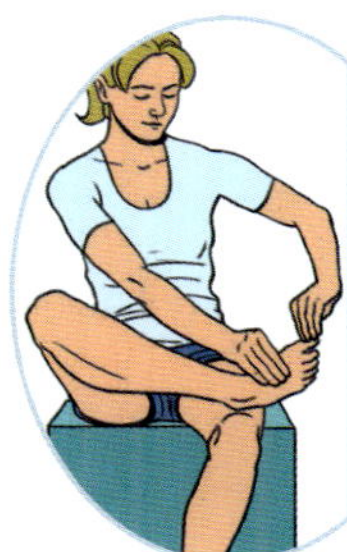

- Legen Sie Ihre rechte Ferse auf das linke Knie. Wenn bei Ihnen die linke große Zehe betroffen ist, dann bitte den Vorgang dementsprechend ändern. Greifen Sie nun mit der rechten Hand knapp unter das Gelenk und mit der linken Hand knapp über das Gelenk der großen Zehe. Fixieren Sie mit der rechten Hand den Mittelfußknochen der großen Zehe.
- Jetzt ziehen Sie die Gelenkflächen leicht auseinander. Bewegen Sie dabei den Zeh von oben nach unten.
- Wiederholen Sie die Übung 20-mal.

Übung 2: Mobilisierung der Zehengelenke

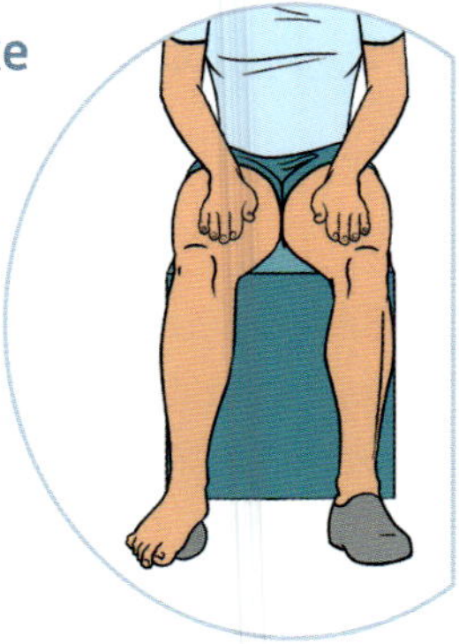

- Legen Sie einen Tennisball unter einen Fuß.
- Rollen Sie nun mit Ihrem Fuß über einen Tennisball. Üben Sie dabei einen leichten Druck von vorn nach hinten aus.
- Wiederholen Sie die Übung 20- bis 30-mal.
- Wechseln Sie danach den Fuß.

Übung 3: Massage der großen Zehe

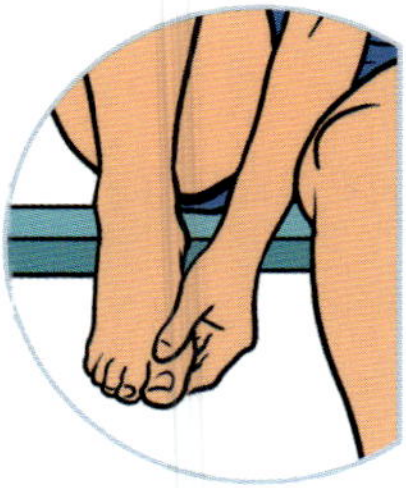

- Stellen Sie den Fuß mit der Ferse auf den Rand von Bank oder Bett.
- Streichen Sie nun mit dem Daumen unter leichtem Druck über das Gelenk der großen Zehe.
- Massieren Sie ungefähr 15 Sekunden, wiederholen Sie die Übung zweimal.

Übung 4: Dehnung des Quergewölbes

- Stellen Sie Ihren Fuß mit der Ferse auf den Rand der Bank oder des Bettes. Legen Sie nun die Fingerspitzen beider Hände rechts und links um den Fuß unten in das Längsgewölbe. Die Daumen auf den Fußrücken legen.

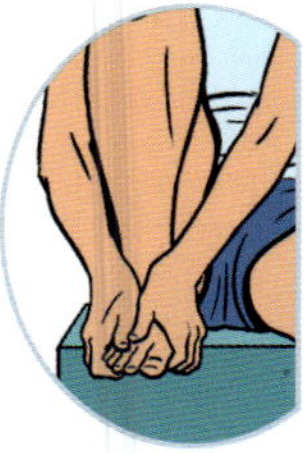

- Drücken Sie die Seiten des Fußes leicht nach unten.
- Streichen Sie mit Ihren Fingern unter leichtem Druck das Fußgewölbe entlang.

Iliosakralgelenk

Übung 1: Stärkung der das Gelenk umgebenden Muskulatur

- Legen Sie sich mit dem Rücken flach auf eine Bank. Die Füße bleiben zunächst auf dem Boden. Das Gesäß sollte dabei etwas über den Rand der Bank hinausragen. Alternativ können Sie sich auch auf ein auf den Boden liegendes dickeres Buch, beispielsweise das Telefonbuch, legen. Dabei wird das Buch so unter der Hüfte platziert, dass es sozusagen die Bankkante darstellt.
- Heben Sie Ihre Beine an und bewegen Sie sie abwechselnd entspannt auf und ab. Dabei den Atem nicht anhalten.

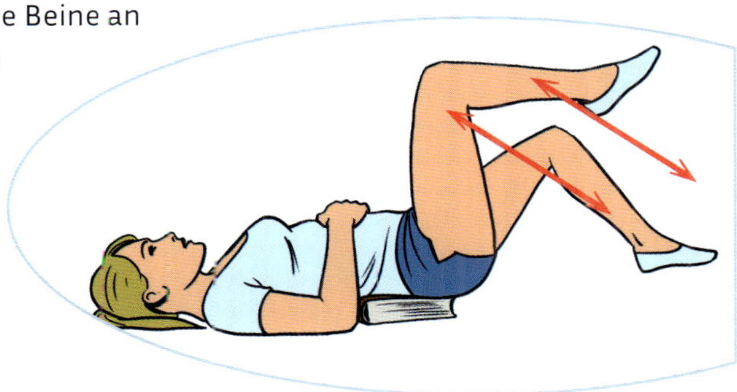

- Machen Sie diese Übung dreimal, jeweils ungefähr 30 Sekunden lang.

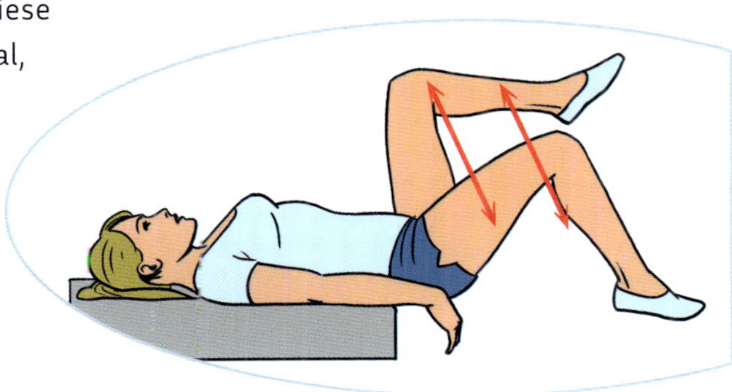

Übung 2: Stärkung der das Gelenk umgebenden Muskulatur

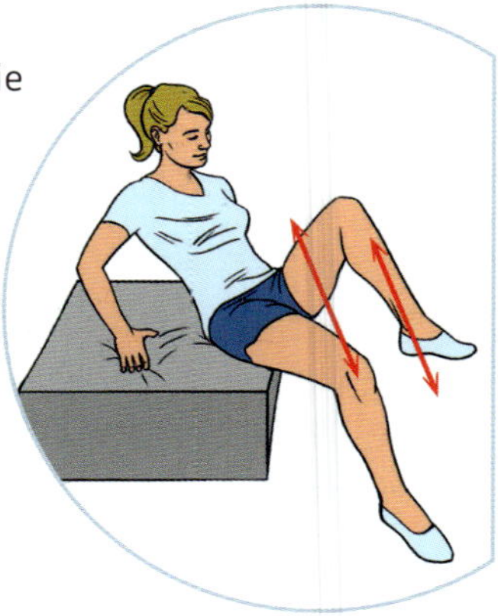

- Setzen Sie sich mit dem Steißbein an die Ecke einer Bank oder eines Tisches. Lehnen Sie sich etwas zurück und halten Sie sich mit beiden Händen an der Bank oder dem Tisch fest.
- Heben und senken Sie Ihre Beine abwechselnd. Halten Sie dabei den Atem nicht an und bleiben Sie entspannt.
- Wiederholen Sie diese Übung dreimal, jeweils rund 30 Sekunden.

Übung 3: Stärkung der das Gelenk umgebenden Muskulatur

- Legen Sie sich mit dem Rücken flach auf den Boden. Legen Sie einen Tennisball unter das Kreuzbein und halten Sie ihn fest.
- Machen Sie nun mit den Beinen abwechselnd Auf- und Abbewegungen. Halten Sie den Atem nicht an, bleiben Sie entspannt.
- Wiederholen Sie diese Übung dreimal, jeweils ungefähr 30 Sekunden.

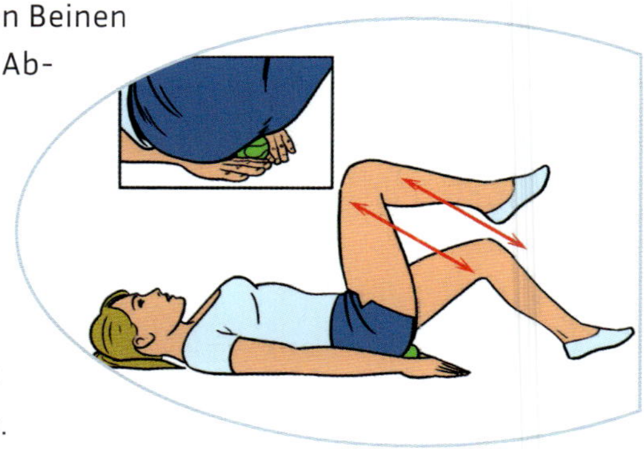

Übung 4: Lockerung und Dehnung des Iliosakralgelenks

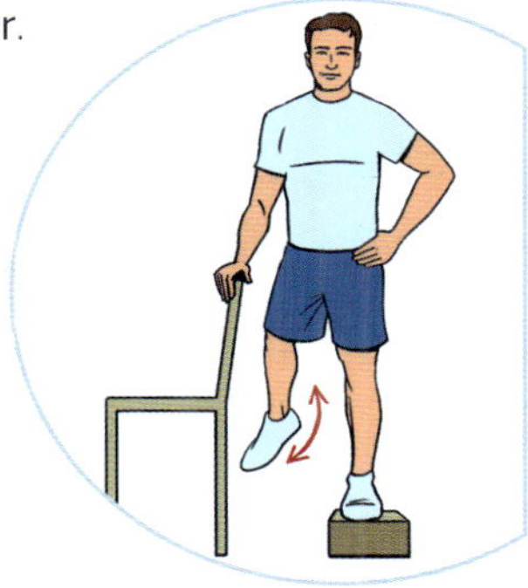

- Stellen Sie das linke Bein auf einen Hocker. Legen Sie die linke Hand auf das Becken. Mit der anderen Hand halten Sie sich an einer Stuhllehne oder einem Tisch fest.
- Schwingen Sie nun das freie Bein locker und leicht hin und her.
- Machen Sie die Übung zehnmal, dann wechseln Sie die Seite.

Übung 5: Lockerung und Dehnung des Iliosakralgelenks

- Legen Sie sich in Rückenlage aufs Bett oder auf eine Matte. Heben Sie die Beine an und winkeln Sie sie so ab, dass Unter- und Oberschenkel einen Winkel von 90 Grad bilden.
- Nun bewegen Sie Ihre Beine so, als ob Sie Fahrrad fahren würden.
- Machen Sie diese Übung zweimal, jeweils rund drei Minuten lang.

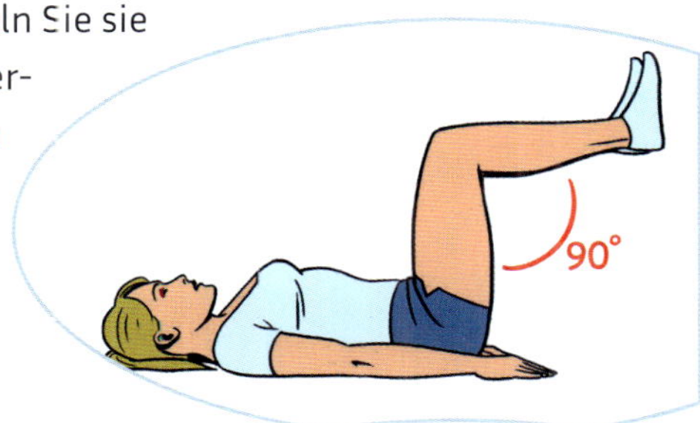

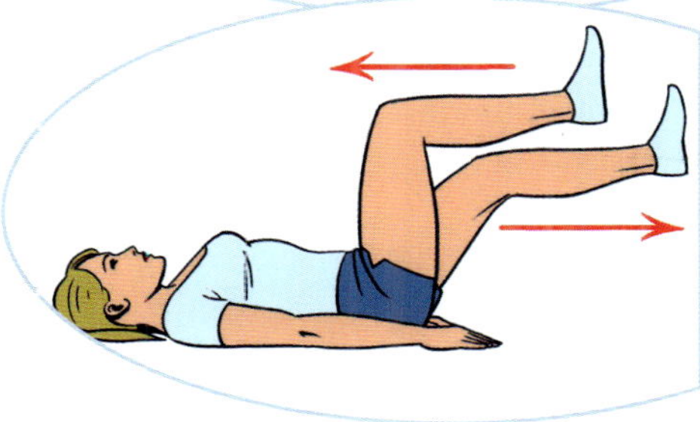

Ellenbogen

Übung 1: Mobilisierung des Gelenks

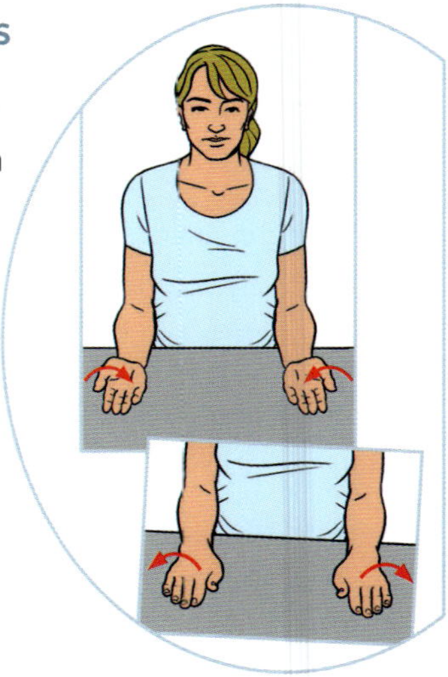

- Setzen Sie sich aufrecht auf einen Hocker oder einen Stuhl. Die Füße stehen dabei fest auf dem Boden. Halten Sie die Oberarme am Körper. Beugen Sie die Unterarme im Ellenbogen um 90 Grad, die Unterarme liegen dabei auf dem Tisch.
- Drehen Sie nun die Handflächen abwechselnd nach oben und dann nach unten.
- Wiederholen Sie die Übung zehnmal.

Übung 2: Beugen und Strecken des Gelenks

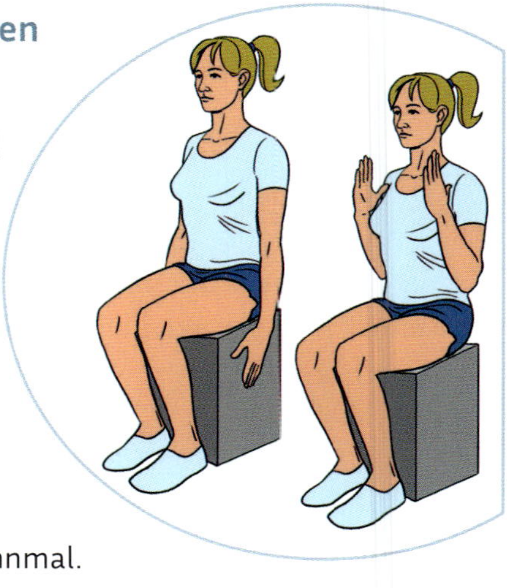

- Setzen Sie sich auf einen Stuhl oder Hocker. Die Arme hängen neben dem Oberkörper. Die Handflächen stehen sich gegenüber. Die Daumen zeigen nach vorn.
- Nun beugen und strecken Sie die Ellenbogen abwechselnd.
- Wiederholen Sie die Übung zehnmal.

Übung 3: Mobilisierung des Gelenks

- Setzen Sie sich auf einen Stuhl oder einen Hocker. Die Arme werden nach vorn angewinkelt. Die Handflächen zeigen nach oben. Sitzen Sie gerade.
- Drehen Sie nun die Unterarme vom Körper weg nach außen und dann wieder nach innen.
- Wiederholen Sie die Übung zehnmal.

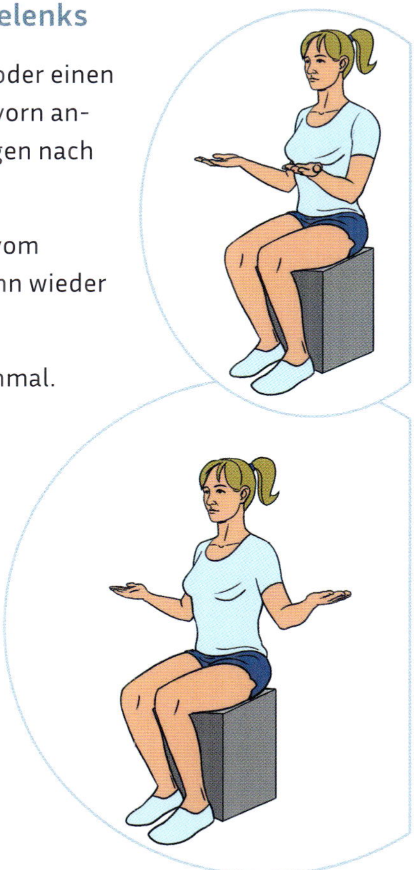

Meine Tipps für schmerzende und entzündete Gelenke

Eine Arthrose ist manchmal mit Schmerzen und auch Entzündungen im betroffenen Gelenk verbunden. Auch ich leide darunter. Doch greife ich nur im äußersten Notfall zu chemischen Schmerzmitteln. Die „Apotheke Natur" liefert sehr wirksame Mittel, mit denen sich Schmerzen und Entzündungen vertreiben lassen. Greifen Sie beispielsweise zu Löwenzahn, Beinwell, Kohl und Co.

Tee aus Heilkräutern

Grundsätzlich kann Kräutertee auf drei verschiedene Arten zubereitet werden: als Aufguss, Abkochung oder Auszug (Extrakt). Wichtig ist, dass Sie den Tee immer frisch aufbrühen. Wenn das Getränk über Stunden in der Thermoskanne herumsteht, können die wertvollen Inhaltsstoffe ihre Wirkung verlieren.

Aufguss: Hier werden die Kräuter klassisch mit sprudelnd kochendem Wasser übergossen, dann fünf bis 15 Minuten lang abgedeckt und danach abgeseiht. Die meisten Kräuter und Kräutermischung werden als Aufguss zubereitet.

Abkochung: Harte Pflanzenteile wie manche Wurzel, Samen und Rinden geben bei einem Aufguss nicht genügend ihrer Inhaltsstoffe an das Wasser ab. Deshalb werden diese mit kaltem Wasser bedeckt und dann drei bis 15 Minuten lang aufgekocht. Danach werden die Kräuter abgeseiht.

Auszug (Extrakt): Hier „arbeiten" Sie überhaupt nicht mit kochendem Wasser. Die Kräuter ziehen bis zu 12 Stunden in kaltem Wasser und werden dann abgeseiht. Ein Auszug wird bei empfindlichen Pflanzenteilen wie Blüten und einigen schleimhaltigen Wurzeln angewendet. Die genaue Ziehdauer hängt von den verwendeten Kräutern ab: Einige entfalten erst nach einer gewissen Zeit ihre heilende Wirkung, andere geben Bitterstoffe in den Tee ab, wenn sie zu lange ziehen.

Hier meine drei Tee-Favoriten.

Ackerschachtelhalm

Die Inhaltsstoffe des Ackerschachtelhalms (Kieselerde, Alkaloide, Saponine, Flavonoide, Phytosterine, Mineralstoffe und Spurenelemente) regen die Abwehrkräfte des Körpers an und bekämpfen Entzündungen in den Gelenken. Leichte Knorpelschäden können sogar ausheilen. Gleichzeitig liefert das Kraut viel Kieselsäure, ein wichtiger Nährstoff für starke Knochen und festes Bindegewebe.

Rezept

- Einen Teelöffel getrocknetes Ackerschachtelhalmkraut mit einer Tasse kaltem Wasser übergießen.
- Das Wasser langsam zum Kochen bringen.
- Den Tee etwa 15 Minuten lang köcheln lassen, dann abseihen.
- Trinken Sie zwei Liter des Tees täglich.

Brennnessel

Die Brennnessel gehört zu den ältesten Heilpflanzen. Für einen Kräutertee werden die Blätter der Brennnessel verwendet. Deren Inhaltsstoffe wirken entzündungshemmend und schmerzlindernd. Sie blockieren die Bildung und Freisetzung entzündungsfördernder Substanzen im Körper, die sogenannten Zytokine.

Rezept

- Zwei Teelöffel getrocknetes Brennnesselkraut mit einer Tasse kochend heißem Wasser überbrühen.
- Den Tee zehn Minuten ziehen lassen, dann das Kraut durch ein Teesieb abgießen.

Trinken Sie bei Gelenkschmerzen bis zu dreimal täglich eine Tasse des Tees. Da der Tee harntreibend wirkt und so zu einer vermehrten Ausscheidung von Kalium führen kann, sollten Sie ihn nicht länger als drei Wochen trinken.

Ingwer

Die speziellen Inhaltsstoffe des Ingwers hemmen im Körper bestimmte Enzyme, die für die Entstehung und Ausbreitung von Entzündungen verantwortlich sind. Die schmerzlindernde Wirkung von Ingwer ist mit der von entzündungshemmenden Medikamenten wie Ibuprofen, Diclofenac und Acetylsalicylsäure vergleichbar.

Rezept

- Reiben Sie ein haselnussgroßes Stück Ingwer.
- Geben Sie den Ingwer in eine Tasse heißes Wasser.
- Lassen Sie den Tee zehn Minuten bedeckt ziehen.
- Trinken Sie pro Tag zwei bis drei Tassen.

Wickel ziehen den Schmerz aus den Gelenken

Für Wickel benötigen Sie ein Außen- und ein Innentuch sowie ein Zwischentuch. Das Außentuch sollte mindestens drei Zentimeter breiter als das Zwischen- und das Innentuch sein. Verwenden Sie Naturstoffe wie Leinen, Baumwolle oder Wolle, bei synthetischen Stoffen können sich Hitze und Feuchtigkeit stauen.

Ideal für das Außentuch ist eine Decke oder ein Schal aus Wolle, denn Wolle kann bis zu 30 Prozent ihres Eigengewichts an Feuchtigkeit aufnehmen, ohne dass Sie Feuchtigkeit empfinden.

Für das Zwischentuch eignet sich Heilwolle. Diese Rohwolle setzt man als zwei bis drei Zentimeter dicke Zwischenlage bei Wickeln mit Zusätzen ein.

Rohwolle erhalten Sie in Apotheken, Naturkostläden oder Wollgeschäften. Sie besteht aus einmal gewaschener, gekämmter und unversponnener Schafwolle und bewirkt eine intensive Durchwärmung.

ACHTUNG: Für Allergiker ist das Material ungeeignet. Für das Innentuch verwenden Sie bei Zusätzen am besten Verbandsmull (kalte Wickel) oder Mullwindeln und Geschirrtücher (warme Wickel).

Allgemein gilt: Bei akuten Schmerzen empfiehlt sich ein kalter, bei chronischen Schmerzen ein warmer Wickel. Sie müssen sich mit dem Wickel wohlfühlen. Das bedeutet, der Wickel darf nicht zu straff aber auch nicht zu locker sitzen.

Achten Sie auch auf die richtige Temperatur: Zu starke Hitze kann zu Verbrennungen führen. Sorgen Sie für eine gute Raumluft. Sobald es Ihnen mit dem Wickel zu kalt wird, sollten Sie ihn abnehmen. Die hier vorgestellten Wickel eignen sich für Knie, Hüfte, Schulter und Hände.

Hier meine Favoriten.

Heilerde

Ein Heilerdewickel tut vor allem bei akuten Gelenkschmerzen gut. Die gesundheitsfördernden und schmerzlindernden Inhaltsstoffe der Heilerde – Mineralstoffe und Spurenelemente – können sich unter einem Wickel sehr gut entfalten.

Rezept

- Verrühren Sie Heilerde (aus der Apotheke) und lauwarmes Wasser so lange miteinander, bis ein streichfähiger Brei entsteht.
- Streichen Sie nun den Brei messerrückendick direkt auf das betroffene Gelenk auf und bedecken Sie den Brei mit einem feuchten Tuch.
- Bedecken Sie alles mit dem Außentuch.

Beim Trocknen der Heilerde, das bis zu zwei Stunden dauern kann, entfaltet sich dann die schmerzlindernde und durchblutungsfördernde Wirkung. Wenn die Heilerde trocken ist, sollten Sie den Wickel entfernen.

Kartoffel

Der Kartoffelwickel erwärmt das Gelenk und lindert die Schmerzen.

Rezept

- Ein Trockentuch und darauf Küchenkrepp auf den Tisch legen.
- Sechs heiße, weich gekochte und ungeschälte Kartoffeln auf das Krepp legen, mit Küchenkrepp bedecken, dann die Ränder des Trockentuchs von allen Seiten über die Kartoffeln legen.
- Die Kartoffeln mit der Hand leicht zerdrücken.
- Den Wickel auf das betroffene Gelenk legen. Vorher prüfen, ob der Wickel nicht zu heiß ist!

- Den Wickel mit einem Handtuch gegen Verrutschen und mit einem Wolltuch gegen raschen Wärmeverlust sichern.
- Den Wickel nach spätestens einer Stunde entfernen.
- Gönnen Sie sich danach eine halbe Stunde Ruhe.

ACHTUNG: Ein Kartoffelwickel eignet sich nicht bei akut entzündeten Gelenken.

Kohl

Kohl, egal ob Weißkohl, Wirsing, Grünkohl etc., gehört zu den ältesten Hausmitteln. Voraussetzung für einen länger andauernden Erfolg bei geschwollenen Gelenken ist, dass der Kohlwickel konsequent über Nacht angelegt wird.

Ich habe die Erfahrung gemacht, dass ein Kohlwickel gegen geschwollene und entzündete Gelenke zumindest ebenso wirksam ist wie eine Salbe mit synthetischen Schmerzmitteln – wenn nicht effektiver. Denn der aus den Kohlblättern austretende Saft enthält entzündungshemmende und schmerzlindernde Flavonoide und Senföle. Für einen Kohlwickel eignen sich alle Kohlarten, ich verwende meist Weißkohl. Natürlich müssen Sie für jeden Wickel neue Kohlblätter verwenden.

Rezept

- Die Mittelrippe aus den Kohlblättern entfernen.
- Die Kohlblätter mit einem Nudelholz oder auch einer Flasche walzen. So kann der Saft leichter aus dem Gemüse aus- und über die Haut ins Gelenk übertreten.
- Abends das betroffene Gelenk mit mehreren (fünf bis sechs) Lagen Kohlblätter umwickeln, diese mit einem Innen- und Außentuch gegen Verrutschen sichern.

- Am nächsten Morgen den Kohlwickel abnehmen, das Gelenk mit einem Handtuch trocknen.
- Legen Sie den Kohlwickel mindestens vier Wochen lang jede Nacht an.

Drücken Sie Ihre Gelenkschmerzen einfach weg

Viele Patienten erzielen mit der Akupressur sehr gute Erfolge. Ein wichtiger Vorteil dieser Methode aus dem Fernen Osten: Sie können sie rasch selbst erlernen und durchführen. Doch was passiert eigentlich bei der Akupressur?

Die Akupressur kommt aus der traditionellen chinesischen Medizin (TCM). Die Akupressurpunkte liegen auf sogenannten Meridianen. Das sind nach der TCM insgesamt zwölf Kanäle, die unseren Körper durchziehen. Durch diese Kanäle fließt die Lebensenergie Qi (oder Chi). Jeder Meridian wird einem bestimmten Organ bzw. einer Organgruppe zugeordnet. Bei einem gesunden Menschen fließt das Qi ungehindert durch die Meridiane. Ist jedoch einer der Meridiane blockiert, gerät die Lebensenergie ins Stocken. Das mit dem Meridian verbundene Organ kann nicht mehr einwandfrei arbeiten. Durch Stimulation der auf den Meridianen liegenden Akupressurpunkte werden die Blockaden beseitigt. Das Qi kann nun wieder frei fließen.

Durch Akupressur können auch Gelenkschmerzen verschwinden oder zumindest verringert werden. Ich drücke mit kreisender Bewegung. Diese Grifftechnik wird am häufigsten angewendet und eignet sich sehr gut für Sie als Laien.

Und so geht's: Setzen Sie die Kuppe Ihres Daumens sowie Zeige- und Mittelfingers in die Mitte des Punktes. Dann massieren Sie kreisend.

Liegt ein Energiemangel vor, muss die Akupressur anregend wirken. Dies geschieht durch rechtsdrehende Bewegungen. Dies gilt für chronische Erkrankungen wie Arthrose.

Akute Erkrankungen sind dagegen durch einen Energieüberschuss an den entsprechenden Akupressurpunkten charakterisiert. Also muss gedämpft, beruhigt werden.

Dies erreichen Sie mit linksdrehenden Kreisbewegungen. Sind Ihre Schmerzen akut, dann sollten Sie nur leichten Druck ausüben. Chronische Schmerzen zu lindern, wie sie bei einer Arthrose vorliegen, erfordert dagegen einen mittelstarken Druck. Doch egal wie stark der Druck ist, Sie sollten immer spüren, dass sich das Gewebe beim Massieren mitbewegt.

Wie lange Sie den betreffenden Akupressurpunkt behandeln sollten, lässt sich nicht einheitlich beantworten. Denn jeder Mensch reagiert auf eine Akupressur anders. Ich habe die Erfahrung gemacht, dass mein Körper mir vermittelt, wenn ich genug „gedrückt" habe.

Deshalb sollten Sie unbedingt auf Ihren Körper hören. Ich gebe Ihnen zwei allgemeingültige Hinweise mit auf den Weg:

- Die gesamte Prozedur sollte nicht länger als 25 bis 30 Minuten dauern.
- Einen Körperbereich sollten Sie nicht länger als 15 Minuten drücken.
- Werden Punkte zu lange akupressiert, könnte zu viel Energie freigesetzt werden, was sich wiederum als Kopfschmerzen und Übelkeit manifestieren kann.

Wann eignet sich die Selbstbehandlung mit Akupressur?

Gute Erfolge mit der Selbstbehandlung erzielen Sie, wenn Sie

- Krankheiten vorbeugen möchten,
- milde bis moderate Befindlichkeitsstörungen bzw. Erkrankungen lindern möchten, beispielsweise Erkältung und Übelkeit,
- Schmerzen verringern möchten, zum Beispiel Gelenkschmerzen bei Arthrose oder Zahnschmerzen,
- eine schulmedizinische Therapie unterstützen möchten (bitte aber nur nach Absprache mit Ihrem behandelnden Arzt).

Verzichten Sie dagegen auf die Akupressur, wenn Sie

- unter einer Hauterkrankung leiden, zum Beispiel Schuppenflechte oder Neurodermititis,
- die Haut an den Akupressurpunkten geschädigt ist, beispielsweise durch Verletzungen,
- Krampfadern haben,
- unter einer schweren Erkrankung wie Krebs leiden,
- schwere Herz-Kreislauf-Erkrankungen oder einen deutlich zu hohen Blutdruck haben,
- die Beschwerden unter der Akupressur verstärkt haben,
- gleich essen möchten oder gerade gegessen haben,
- Alkohol getrunken haben.

Für jeden Gelenkschmerz gibt es einen eigenen Punkt

Allgemein gilt für die Akupressur bei Arthrose-Beschwerden:

- Stimulieren Sie jeden Punkt, wenn nicht anders angegeben, ungefähr zwei bis drei Minuten, und zwar auf beiden Körperseiten, erst links dann rechts.
- Führen Sie die Akupressur zwei- bis dreimal täglich durch.

Bei **Gelenkschmerzen** und auch **Schmerzen generell**:

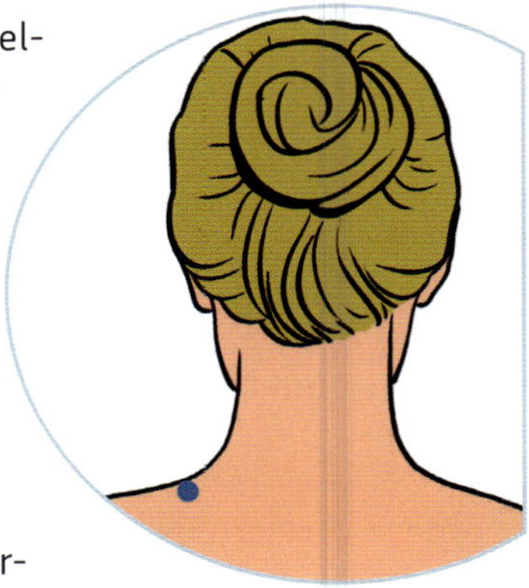

- Ein wichtiger Punkt liegt auf der Mittellinie des Kopfes hinten, ungefähr vier Fingerbreit oberhalb des normalen Haaransatzes.
- Der zweite Punkt liegt ebenfalls auf der Körpermittellinie, jedoch vorn, etwa zwei Fingerbreit oberhalb des normalen Haaransatzes.
- Einen weiteren Punkt finden Sie unterhalb der Schädelbasis, ungefähr zwei Daumenbreit seitlich des Bereichs, an dem die Wirbelsäule in den Schädel übergeht.

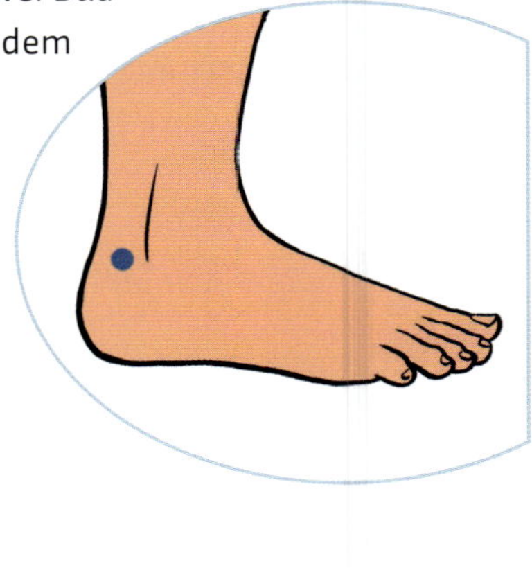

- Auch auf der Außenseite des Fußes zwischen Außenknöchel und Sehne befindet sich ein Punkt, den Sie gegen Gelenkschmerzen stimulieren können.

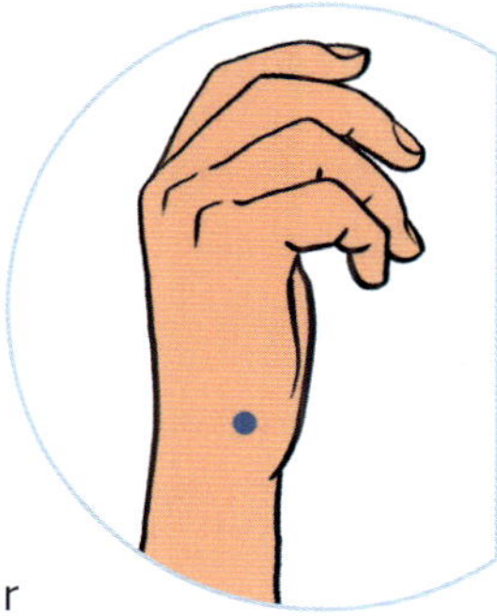

- In der Mitte des Handgelenks, direkt unterhalb der Handwurzelknochen befindet sich ebenfalls ein Punkt, dessen Massage Schmerzen lindert. Massieren Sie hier bitte fünf Minuten lang.
- Ein Punkt, der akute Schmerzen lindert, liegt zwischen Nase und Oberlippe. Drücken Sie den Punkt leicht bis mittelstark ungefähr zwei bis fünf Minuten lang. Die Akupressur dieses Punktes hilft mir beispielsweise, wenn ich unterwegs bin, und meine Gelenke etwas zu sehr beanspruche. Denn dieser Punkt lässt sich schnell finden und massieren.

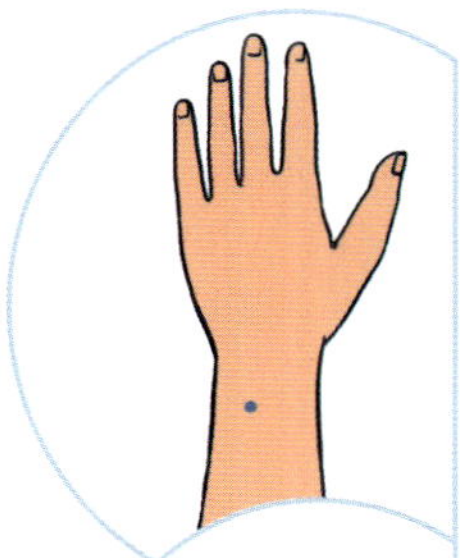

Entzündungen und Schmerzen im **Ellbogengelenk**:

- Der erste Punkt liegt oberhalb des Handrückens, ungefähr zwei Daumen breit von der Handgelenksfalte in Richtung Ellbogen.
- Zum Auffinden des zweiten Punktes machen Sie eine Faust, suchen Sie die höchste Stelle oberhalb des Handgelenks. Dann „schieben" Sie mit der Daumenkuppe den Punkt fünf bis zehn Minuten lang in Richtung Ellbogen.

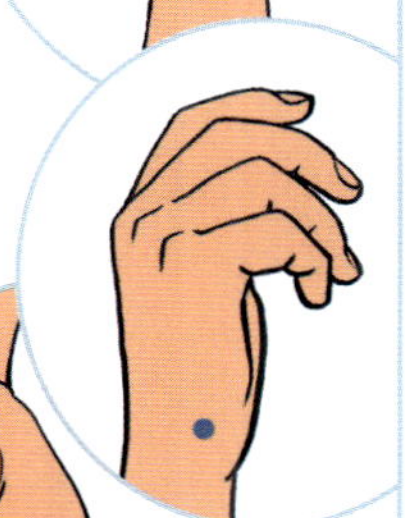

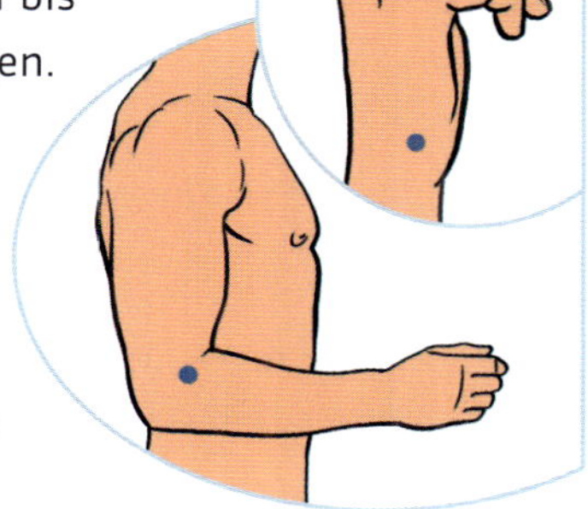

- Auch folgender Punkt eignet sich bei Schmerzen im Ellbogen: Er befindet sich bei angewinkeltem Arm am Ende der Hautfalte in Richtung des Ellbogens. Drücken Sie hier bitte zehn Minuten.

Schmerzen im **Hüftgelenk**:

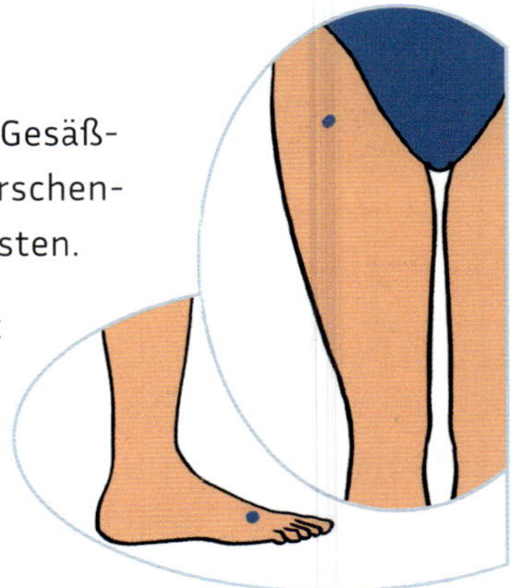

- Einen Punkt finden Sie, wenn Sie am Gesäßmuskel den höchsten Punkt des Oberschenkels direkt hinter dem Hüftkopf ertasten.
- Ein weiterer Behandlungspunkt liegt zwischen den oberen Enden (zu den Zehenspitzen) der beiden Mittelfußknochen des fünften und des vierten Zehs.

Schmerzen im **Kniegelenk**:

Hier kann die Akupressur die Schmerzen erheblich verringern und – zumindest in Einzelfällen – den weiteren Knorpelabbau aufhalten:

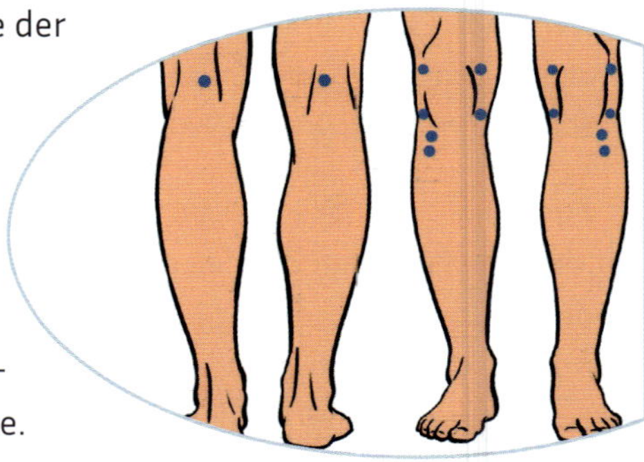

- Ein Punkt liegt in der Mitte der Kniekehle an der hinteren Seite des Beins.
- Weitere Punkte finden Sie ober- und unterhalb des Kniegelenks, und zwar sowohl auf der Innen- als auch auf der Außenseite.

Schmerzen in den **Fingergelenken**:

- Der erste Punkt liegt auf dem Handrücken. Legen Sie die Kuppe vom Zeigefinger der anderen Hand zwischen die Knöchel des kleinen und des Ringfingers. Fahren Sie dann mit der Fingerkuppe in der Furche auf dem Handrücken nach oben in Richtung Handgelenk.

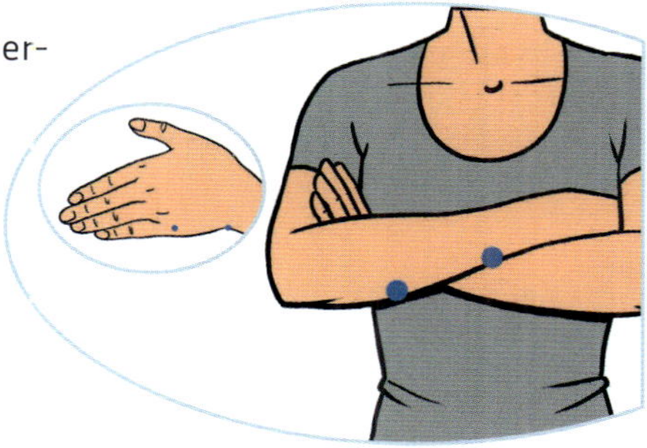

Ungefähr zwei Fingerbreit oberhalb der Knöchel hat die Furche ihre tiefste Stelle. Das ist Ihr Punkt für die Akupressur.

- Der zweite Punkt liegt auf der Außenseite der Hand am Übergang des Handballens zum Handgelenk. Tasten Sie sich vom kleinen Finger ausgehend an der Außenseite der Hand an den Punkt heran. Druckschmerz zeigt Ihnen an, dass Sie den richtigen Punkt gefunden haben.
- Der dritte Punkt befindet sich an der Außenseite der Arme und ist etwas schwieriger zu finden. Am besten stellen Sie sich vor einen Spiegel, zumindest anfangs. Legen Sie die linke Hand mit ausgestreckten Fingern auf die rechte Schulter. Denken Sie sich auf dem linken Unterarm eine Linie von der Spitze des kleinen Fingers bis zum äußeren Ende des Ellenbogens. Tasten Sie sich auf dieser Linie bis zur Mitte der Strecke vor.

Machen Sie zwischen den einzelnen Punkten eine Pause

Sie sollten während einer Akupressursitzung nicht zu viele Punkte direkt hintereinander „behandeln". Ich rate Ihnen, nach der Massage eines Punktes oder eines Punktepaares zwei bis drei Minuten zu warten, bis Sie sich dem nächsten Punkt zuwenden. Denn so können Sie die Wirkung der Akupressur intensiver wahrnehmen und lernen dadurch die für Sie richtigen Punkte schneller kennen.

Rezepte für Ihr 28-Tage-Programm

Es gibt zwar keine Arthrose-Diät, aber mit einer gesunden Ernährung, die reich an Antioxidantien, Ballaststoffen, Vitaminen etc. ist, unterstützen Sie Ihre Gelenke. Zusammen mit Bewegung (siehe Seite 69) sorgen Sie so dafür, dass der Gelenkknorpel mit allen wichtigen Vitalstoffen versorgt wird. Und wenn Sie wirklich einmal Heißhunger auf Schweinebraten und Co. haben, dann sollten Sie sich das auch gönnen – aber bitte nur hin und wieder.

Frühstück

Für das Frühstück empfehle ich Ihnen Vollkornbrot bzw. Vollkornbrötchen. Beides können Sie herzhaft, beispielsweise mit Gurken- oder Tomatenscheiben, oder auch süß mit Quark und Honig belegen. Heute führt jeder gute Bäcker Vollkornbrot und –brötchen in seinem Sortiment. Greifen Sie nicht sofort zu „dunklen" Brotwaren, denn die dunkle Farbe könnte auch auf der Beimischung von Malzzucker basieren. Mit gesunden Vollkornprodukten hat dies überhaupt nichts zu tun! Von außen können Sie leider nicht erkennen, ob Malzzucker im Spiel ist. Deshalb sollten Sie Ihren Bäcker ausdrücklich nach Vollkornprodukten fragen. Und wenn Sie ganz sicher gehen möchten, dann sollten Sie Vollkornbrot und –brötchen selber backen. Das ist zwar etwas aufwendig, aber es lohnt sich.

Auch ein selbst gemachtes Müsli kommt bei mir mindestens zweimal in der Woche auf den Frühstückstisch.

Vollkornbrot

Für 1 Brot brauchen Sie:

- 1 Würfel frische Hefe
- 1 TL Zucker
- 100 ml lauwarmes Wasser
- 350 g Dinkelvollkornmehl
- 150 g Roggenschrot
- 2 leicht gehäufte TL Salz
- 2 EL Apfelessig
- 400 ml Wasser
- Fett und Schrot für die Form

Hefe und Zucker in lauwarmem Wasser auflösen.

Dinkelmehl, Roggenschrot und Salz in einer Schüssel mischen. Die Hefe-Zucker-Mischung in die Mitte geben und vorsichtig mit etwas Mehl vom Rand verrühren. Den Teig mit Mehl bedecken und ungefähr 15 Minuten gehen lassen.

Den Teig mit den Knethaken des Handrührgeräts mit Wasser und Essig zu einem glatten Teig verkneten. Den Teig in eine gefettete und mit Schrot ausgestreute Kastenform geben, dann nochmals 25 Minuten gehen lassen.

Das Brot im vorgeheizten Backofen (E-Herd: 200 °C, Umluft: 175 °C) 30 bis 40 Minuten backen. Das Brot aus dem Ofen nehmen, etwas abkühlen lassen und aus der Form stürzen. Das Vollkornbrot auf einem Kuchengitter zwei bis drei Stunden auskühlen lassen.

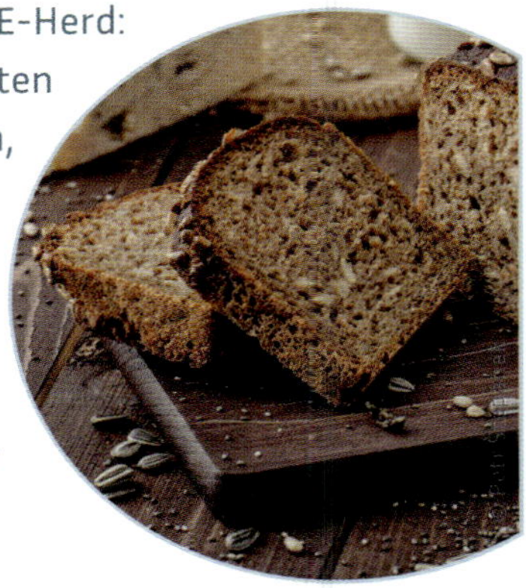

Sie können das Vollkornbrot auch sehr gut einfrieren.

Dinkel-Vollkorn-Brötchen

Für 9 Brötchen brauchen Sie:

- 400 g Dinkelvollkornmehl
- 200 g Weizenmehl
- 360 ml Wasser, lauwarm
- 2 Packungen Trockenhefe
- 2 Prisen Zucker
- 2 TL Salz
- etwas Leinsamen und Sesam
- 2 EL Kürbiskernöl
- 30 g Butter oder Margarine
- Körner zum Bestreuen

Den Zucker in das lauwarme Wasser geben, die Hefe hinzufügen und alles gut verrühren, bis sich die Hefe aufgelöst hat.

Dinkelvollkorn- und Weizenmehl, Salz, Leinsamen und Sesam, Kürbiskernöl und Butter in eine Schüssel geben und alles gut vermischen. Die Hefemischung dazugeben und alles mit dem Knethaken gut kneten. Den Teig zugedeckt ungefähr 30 Minuten gehen lassen. Den Teig in neun Teile schneiden und die Brötchen formen. Auf einen flachen Teller die Körner zum Bestreuen nach Wahl geben, etwas Wasser in eine flache Schale gießen. Die Brötchen auf der Oberseite kurz mit Wasser bestreichen, dann mit der Oberseite in die Körner legen.

Die Brötchen etwas einschneiden und anschließend nochmals ungefähr Minuten gehen lassen. Die Brötchen im vorgeheizten Ofen auf der mittleren Schiene ungefähr fünf Minuten bei 250 °C (Heißluft), dann 10 bis 12 Minuten bei 200 °C backen.

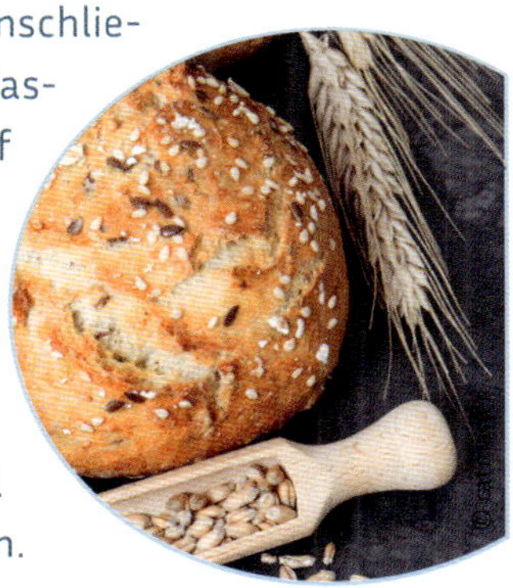

Damit die Brötchen nicht austrocknen, sollten Sie eine hitzebeständige Schüssel mit kaltem Wasser in den Backofen stellen.

Vollkornbrot mit Sultanien

Für ein Brot brauchen Sie:

- 450 ml Wasser, lauwarm
- 1 Packung Hefe, frisch
- 1 TL Salz
- 2 EL Essig, am besten Obstessig
- 1 TL Honig
- 500 g Weizenvollkornmehl
- 100 g Sultaninen
- 50 g Leinsamen, geschrotet

Die Hefe im lauwarmen Wasser zerbröckeln, Salz, Essig und Honig hinzugeben und verrühren, einige Minuten stehen lassen, bis sich die Hefe gelöst hat.

Mehl sieben, mit Sultaninen und Leinsamen mischen; das lauwarme Wasser mit der Hefe nach und nach zugeben und alles mit dem Knethaken gut durchkneten.

Den Teig in eine gefettete Kastenform füllen und mit Ober-/Unterhitze 60 Minuten bei 200 °C bzw. mit Heißluft 50 Minuten bei 170 °C backen.

Das Brot aus der Form nehmen und am besten noch warm aufschneiden.

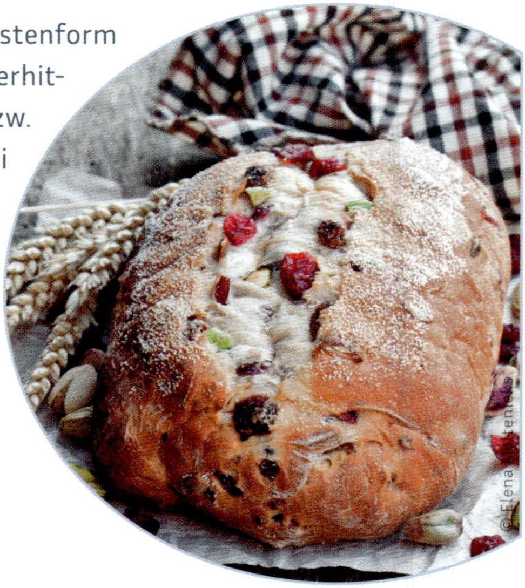

Knuspermüsli mit Honig und Nüssen

Für 4 Portionen brauchen Sie:

- 140 g kernige Vollkornhaferflocken
- 30 g Mandelblättchen
- 30 g grob gehackte Walnüsse
- 10 g Pinienkerne
- 1 TL Zimt
- 50 g Honig
- 3 TL Kürbiskernöl
- 40 g getrocknetes Obst, beispielsweise Aprikosen, Feigen
- frische Beeren nach Ihrem Geschmack
- fettarme Dickmilch nach Belieben

Vermischen Sie alle Zutaten miteinander.

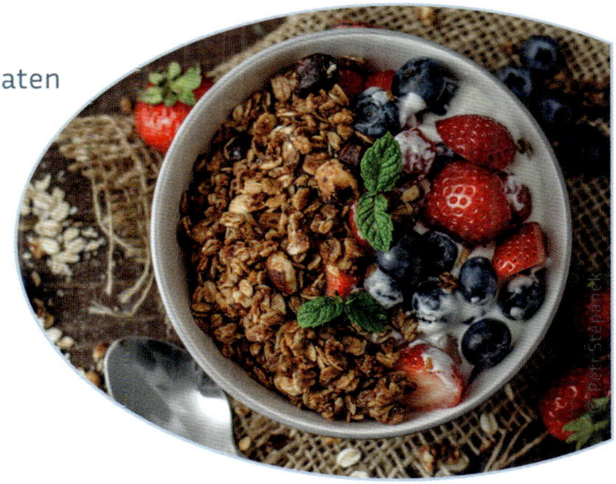

Müsli ist beliebt

Wussten Sie, dass bereits jeder vierte Deutsche zum Frühstück Müsli auf den Tisch bringt? Müslis schmecken nicht nur gut, sondern liefern auch viele Ballaststoffe sowie wichtige Vitalstoffe. Ich empfehle Ihnen, Ihr Müsli selbst zu machen, denn in Fertigmüslis versteckt sich oft viel Zucker!

Müsli mit Beeren und Joghurt

Für 4 Portionen brauchen Sie:

- 150 g kernige Vollkornhaferflocken
- 2 EL Mandelblättchen
- 1 Orange + 2 EL Honig
- 1 EL frisch gehackte Minze
- 400 g Naturjoghurt
- Mark 1/2 Vanilleschote
- 200 g Johannisbeeren

Die Haferflocken in einer heißen Pfanne ohne Fett leicht goldbraun rösten, dann auskühlen lassen. Die Flocken in vier Müslischalen füllen.

Die Mandelblättchen in der Pfanne goldbraun rösten und auskühlen lassen. Orange auspressen, den Saft mit Honig und Minze verrühren. Den Joghurt mit dem Vanillemark glatt rühren. Die Johannisbeeren waschen, putzen und vom Stängel zupfen. Orangensaft über die Haferflocken träufeln, dann den Joghurt darüber verteilen. Mit den Johannisbeeren und den Mandelblättchen belegen.

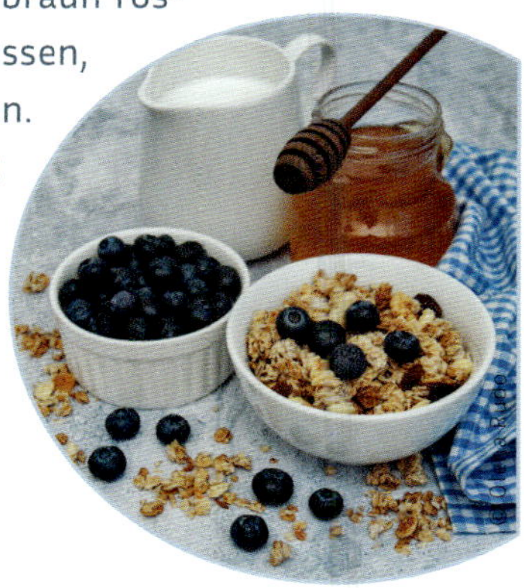

Müsli mit Joghurt und Obst

Für 4 Portionen brauchen Sie:

- 2 unbehandelte Orangen
- 4 Feigen
- 600 g Naturjoghurt
- 2 EL Honig
- 1/2 Zitrone
- 150 g Vollkornhaferflocken

Orangen schälen, dabei auch die weiße Haut entfernen, Fruchtfilets schneiden und den austretenden Saft auffangen. Feigen abreiben und der Länge nach in dünne Spalten schneiden.

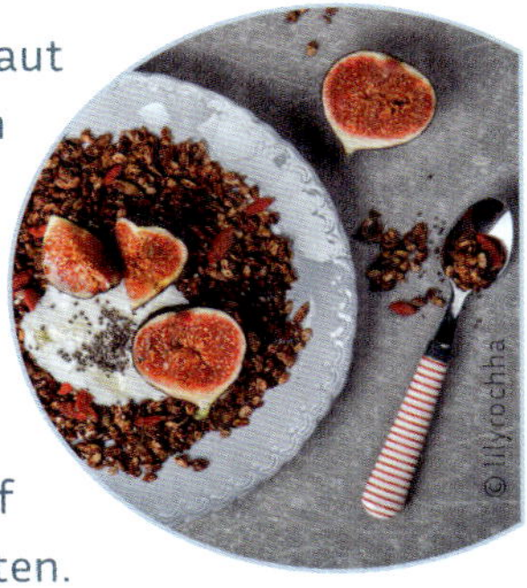

Joghurt mit Honig und 2 EL Orangensaft verrühren, die Haferflocken unterrühren, auf Schälchen verteilen und mit dem Obst anrichten.

Vollkorn-Quark-Waffeln

Für 4 Waffeln brauchen Sie:

- 125 g Butter
- 80 g Kokosblütenzucker
- 125 g Quark
- 200 g Weizenvollkornmehl
- 3 Eier
- 2 Tropfen Vanillearoma
- 1 Päckchen Backpulver
- 100 ml kohlensäurehaltiges Mineralwasser

Butter geschmeidig rühren, nach und nach Zucker, Vanille, Eier und Quark dazugeben. Dann Mehl und Backpulver hinzufügen. Zum Schluss Mineralwasser unterrühren. Den Teig gut verrühren.

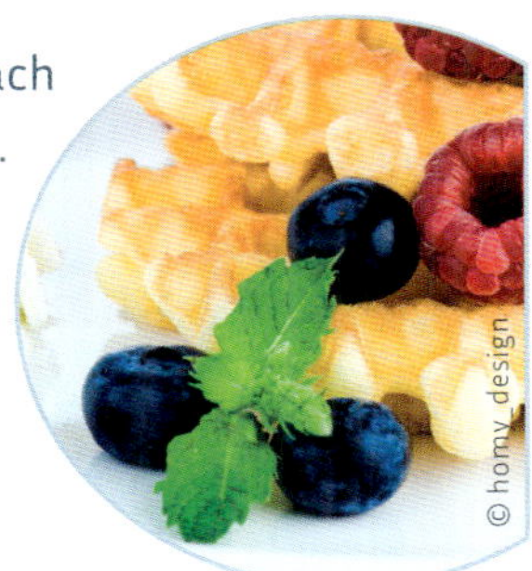

Die Waffeln backen. Dazu passt Obst in allen Variationen.

Die Waffeln sind wegen des Vollkornmehls etwas dunkler und kerniger als Waffeln mit „normalem" Mehl.

Hauptgerichte

Für das Mittag- und Abendessen habe ich Gerichte für Sie zusammengestellt, die reich an Vitalstoffen und Antioxidantien sind. Da zumindest ich ab und zu Appetit auf Fleisch habe, enthalten manche Gerichte entweder Geflügel- oder Rindfleisch (meist Hackfleisch).

Und das dürfen Sie sich auch wirklich gönnen. Wenn möglich, verwenden Sie Hühnchen oder Pute. Das weiße Geflügelfleisch enthält deutlich weniger der ungesunden Omega-6-Fettsäuren, die im Körper zu Arachidonsäure umgewandelt werden. Für Hackfleisch sollten Sie jedoch immer Rindfleisch verwenden. Ganz wichtig: Alle Gerichte dürften auch bei Ihrer Familie auf Begeisterung stoßen.

Mein Tipp für ein Essen im Restaurant

Heute bietet fast jedes Restaurant vegetarische Gerichte an, und zwar mehr als einen großen Teller mit Salaten und/oder Gemüse der Saison. Wie wäre es beispielsweise mit gefüllten Maultaschen oder Überbackenem Blumenkohl? Ich wähle in Restaurants meistens ein Fischgericht mit Lachs, Dorade, Loup de Mer etc.

Basische Gemüsepfanne

Für dieses Rezept verwenden Sie nur basische Lebensmittel, bei deren Abbau keine Säuren gebildet werden.

Für 4 Portionen brauchen Sie:

- 3 Tomaten
- 1 Aubergine
- Salz
- 1 kleine Zucchini
- 3 Karotten
- 2 Kartoffeln
- 1 Zwiebel
- 1 rote Paprikaschote
- 1 TL Kreuzkümmel
- 4 TL Currypulver
- 500 ml Gemüsebrühe, instant
- 1 getrocknete Chilischote
- 4 EL Rapsöl

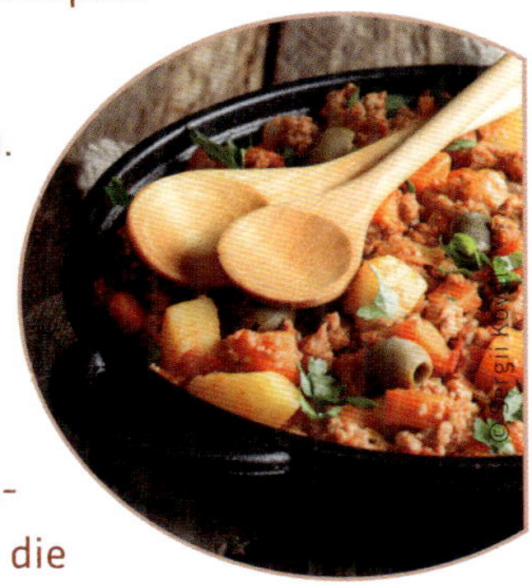

Die Tomaten häuten und im Mixer pürieren. Das Gemüse waschen, schälen und in Würfel schneiden bzw. die Zwiebel fein hacken. Die Auberginenwürfel leicht salzen.

Die Zwiebeln in heißem Rapsöl in einer Pfanne glasig dünsten, dann mit den Gewürzen bestreuen. Dann nach und nach die Möhren, die Kartoffeln und die pürierten Tomaten zugeben. Dabei immer kräftig rühren. Nun mit der Gemüsebrühe aufgießen, die Auberginen- und Zucchiniwürfel zugeben. Zum Schluss kommen die Paprikawürfel in die Pfanne. Umrühren nicht vergessen.

Das Gemüse bei mittlerer Hitze so lange kochen, bis die Kartoffeln weich sind. Zum Schluss die Chilischote unterrühren.

Dazu passt beispielsweise ein selbst gebackenes Vollkornbrot oder Naturreis.

Normalerweise besteht zwischen Säuren und Basen ein Gleichgewicht

Bei der Verdauung von Nahrungsmitteln entstehen unter anderem auch Säuren und Basen, die überwiegend über die Niere ausgeschieden werden. Bei einer gesunden und ausgewogenen Ernährung sorgen sogenannte Puffersysteme dafür, dass im Blut immer ein Gleichgewicht zwischen Säuren und Basen besteht. Wenn Sie dagegen zu viel Fleisch und Wurst essen, wird Ihr Blut schnell zu sauer.

Dies gilt auch für Weißmehl- und Fertigprodukte. Zu saures Blut behindert den Stoffwechsel. Die nicht neutralisierten Säuren lagern sich im Bindegewebe, in den Knochen und im Knorpel ab. In der Folge wird der Knorpel zerstört, es entsteht eine Arthrose.

Blaubeeren einmal herzhaft

Blaubeeren enthalten sekundäre Pflanzenstoffe – die Anthocyane. Diese Antioxidantien hemmen die sogenannten freien Radikale, die an entzündlichen Vorgängen beteiligt sind. Außerdem stecken in Blaubeeren noch Eisen, Kalium, Vitamin C sowie Folsäure und Zink.

Und noch ein Vorteil: Blaubeeren schlagen mit nur 43 Kilokalorien pro 100 Gramm ins Gewicht.

Für 4 Portionen brauchen Sie:

- 2 Zwiebeln
- 1200 ml Gemüsebrühe
- 8 EL Olivenöl
- 4 Knoblauchzehen
- 400 g Risotto-Reis
- 200 ml Weißwein
- 16 Garnelen (auch Tiefkühlware)

- 1 rote Pfefferschote
- 2 Zweige Rosmarin
- 250 g Blaubeeren

Die Zwiebeln fein würfeln. Gemüsebrühe aufkochen und warm halten. 4 EL Öl in einem Topf erhitzen, Zwiebeln darin glasig dünsten. 2 Knoblauchzehen pressen, dazugeben und kurz mitdünsten. Risotto-Reis zugeben und ebenfalls kurz mitdünsten. Weißwein zugießen und einkochen lassen. Den Reis mit Brühe bedecken und offen bei milder Hitze 20 Minuten garen lassen. Den Reis unbedingt häufig umrühren, die restliche Brühe nach und nach zugießen.

Die Garnelen bis zum Schwanz der Länge nach halbieren, den Darm entfernen. Pfefferschote mit Kernen in Ringe schneiden. Die beiden restlichen Knoblauchzehen in dünne Scheiben hobeln.

Das restliche Öl in einer Pfanne erhitzen, Garnelen, Pfefferschoten, Rosmarin und Knoblauch darin unter Rühren 3 bis 4 Minuten braten, dann salzen.

Blaubeeren waschen und unter den Risotto rühren, weitere 5 Minuten garen. Den Risotto mit den Garnelen anrichten.

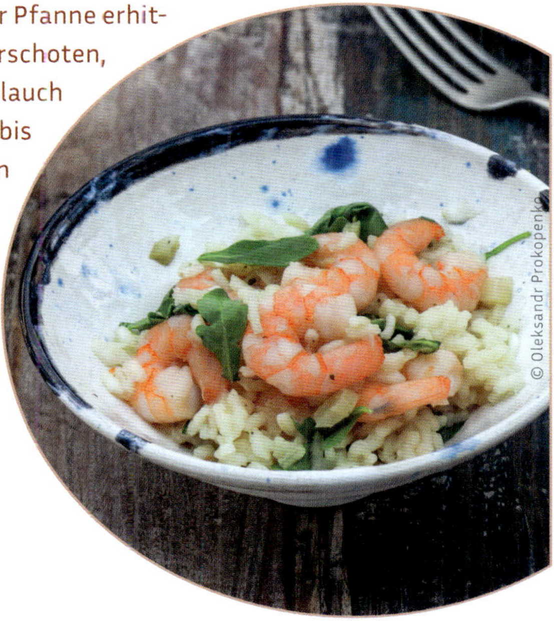

Brokkoli-Lauch-Gemüse mit pikantem Joghurt-Dip

Britische Forscher fanden in Brokkoli einen Wirkstoff, der bei Arthrose den Krankheitsverlauf zumindest verlangsamen kann. Es handelt sich um das Senföl Sulforaphan. Es ist auch in Rosenkohl und anderen Kohlsorten enthalten, die höchste Konzentration liegt aber in Brokkoli vor.

Für 4 Portionen brauchen Sie:

- 600 g Brokkoli
- 4 Stangen Lauch
- 400 ml Gemüsebrühe, instant
- 160 g fettarmer Joghurt
- 4 TL Ajvar (eine Paprika-Würzsoße)
- Salz
- Muskatnuss

Brokkoli waschen, abtropfen lassen, putzen und in kleine Röschen teilen. Dicke Stile schälen und in Scheiben schneiden. Lauch längs aufschneiden, gründlich waschen und abtropfen lassen. Dann in ungefähr 1 cm breite Stücke schneiden.

Die Gemüsebrühe in einem großen Topf aufkochen lassen, Brokkoli zugeben und drei Minuten bei geringer Hitze dünsten. Dann den Lauch zufügen und weitere drei Minuten dünsten.

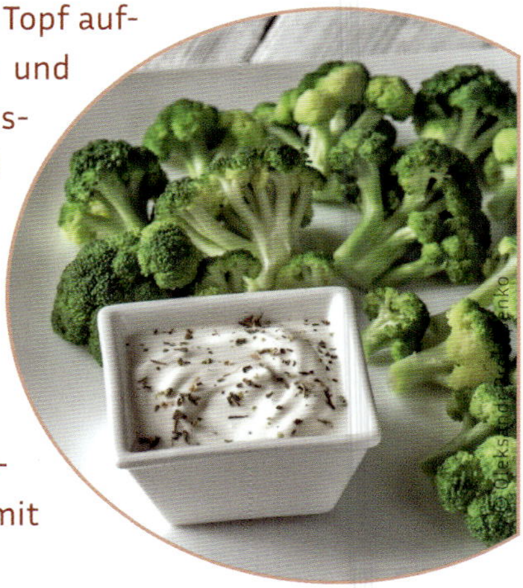

Für den Dip den Joghurt in eine Schüssel geben. Ajvar dazugeben und mit Salz abschmecken.

Das Gemüse abgießen, etwas Muskat über das Gemüse reiben und mit Salz würzen.

Das Gemüse mit dem Joghurt-Dip anrichten.

Bunte Gemüsenudeln

Die hier verwendeten Vollkornnudeln liefern gesunde Ballaststoffe, das Gemüse ist reich an Antioxidantien.

Für 4 Portionen brauchen Sie:

- 400 g kleine Karotten
- 2 kleine Zucchini
- 2 Stangen Lauch
- 300 g Vollkornnudeln
- 4 EL Olivenöl
- Salz
- Pfeffer
- 250 ml Gemüsebrühe, instant
- 300 ml Sojacreme
- 2 Prisen Safranfäden

Karotten schälen und putzen. Zucchini waschen, trocken reiben und putzen. Beide Gemüse längs in dünne Streifen schneiden. Lauch putzen, längs halbieren, waschen und die einzelnen Blätter voneinander trennen. Die Nudeln nach Packungsanleitung in reichlich kochendem Salzwasser bissfest garen.

Öl in einer Pfanne erhitzen. Möhren und Zucchini darin bei mittlerer Hitze eine Minute unter Rühren andünsten. Den Lauch dazugeben und eine weitere Minute dünsten. Alles mit Salz und Pfeffer würzen. Gemüsebrühe, Sojacreme und die Safranfäden dazugeben und aufkochen. Alles bei mittlerer Hitze zwei bis drei Minuten cremig einkochen lassen.

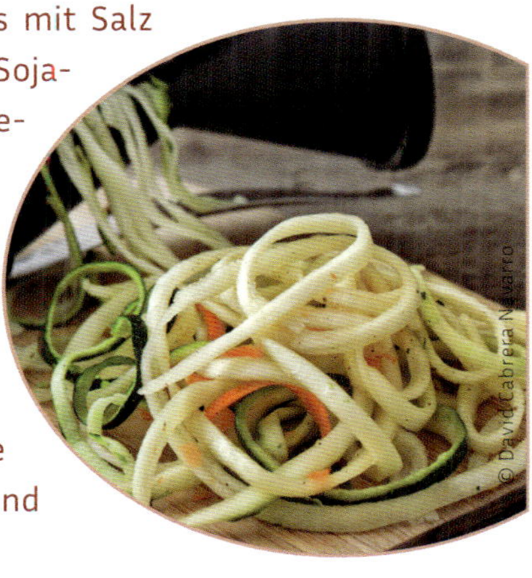

Die gekochten Nudeln abgießen, gut abtropfen lassen und in die Pfanne geben. Anschließend die Nudeln mit den Gemüsen mischen und erneut würzen.

Chinakohlpfanne mit Bandnudeln

Kohl hat im Winter Hochsaison. Und Kohl ist unendlich gesund, denn er enthält Senföle, die ein für den Knorpelabbau verantwortliches Enzym hemmen. Außerdem findet sich in Kohl Vitamin C, das antioxidativ wirkt.

Für 2 Portionen brauchen Sie:

- 100 g Bandnudeln (Vollkornnudeln)
- 2 Knoblauchzehen
- 300 g Chinakohl
- 2 Frühlingszwiebeln
- 2 TL Olivenöl
- 120 g Rinderhackfleisch
- Würzmischung für Hackfleisch
- 2 Messerspitze Sambal Oelek (in der Asia-Abteilung des Supermarkts oder in Asia-Läden)
- 4 TL Sojasoße
- 6 EL Wasser
- 2 TL gekörnte Gemüsebrühe
- 1 Bund Petersilie
- 1 TL Sesamkörner

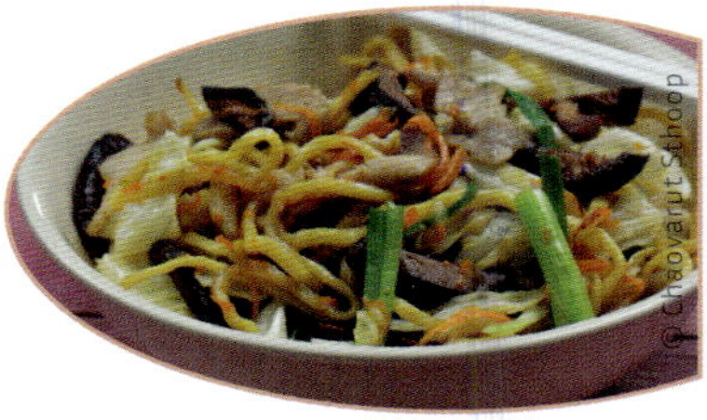

© Chaovarut Sthoop

Nudeln nach Anweisung auf der Packung kochen und abtropfen lassen. Die Knoblauchzehen schälen und durchpressen. Chinakohl putzen, waschen, Strunk entfernen und den Kohl in dünne Streifen schneiden.

Öl in einer Pfanne erhitzen, Hackfleisch darin anbraten, Knoblauch und Chinakohl zugeben und kurz mitdünsten. Mit einer Hackfleisch-Würzmischung, Sambal Oelek und Sojasoße würzen. Wasser zugeben, die Gemüsebrühe auflösen und alles zugedeckt fünf Minuten kochen lassen. Die Nudeln zugeben, alles miteinander mischen und auf Tellern anrichten. Die Petersilie waschen und die Blättchen abzupfen. Die Chinakohlpfanne mit den Blättchen und den Sesamkörnern garnieren.

Couscous-Gemüse-Pfanne

Couscous und Brokkoli gehören zu den ergiebigsten Ballaststoff-Lieferanten. 100 Gramm enthalten rund 1,4 bzw. 2,6 Gramm.

Für 4 Portionen brauchen Sie:

- 500 g Brokkoli
- 2 rote Paprikaschoten
- 2 Karotten
- 2 Knoblauchzehen
- 4 EL Olivenöl
- 150 g Erbsen (Tiefkühlware)
- 2 EL Currypulver
- 2 TL Harissa oder Peperoncino
- Salz, Pfeffer
- 400 ml Gemüsebrühe, gekörnt
- 200 g Couscous (möglichst Vollkorn)
- 4 Frühlingszwiebeln

Brokkoli waschen, putzen, den dicken Stiel abschneiden, schälen und in 1 cm große Würfel schneiden. Restlichen Brokkoli in Röschen teilen.

Paprikaschote vierteln, entkernen, waschen und in 1 cm große Würfel schneiden. Karotten waschen, schälen und in 5 mm große Würfel schneiden. Knoblauch schälen und in feine Scheiben schneiden. Frühlingszwiebeln waschen, putzen und in feine Ringe schneiden.

Öl in einer Pfanne erhitzen. Brokkoli, Paprika, Möhre, Knoblauch und Frühlingszwiebeln bei mittlerer Hitze ungefähr fünf Minuten braten. Erbsen, Curry und Harissa dazugeben. Mit Salz und Pfeffer würzen. Die Brühe zugießen, aufkochen und eine Minute kochen lassen. Couscous einstreuen, umrühren und alles kurz aufkochen lassen. Auf der ausgeschalteten Herdplatte zugedeckt fünf Minuten quellen lassen. Am Ende der Garzeit den Couscous mit einer Gabel leicht auflockern.

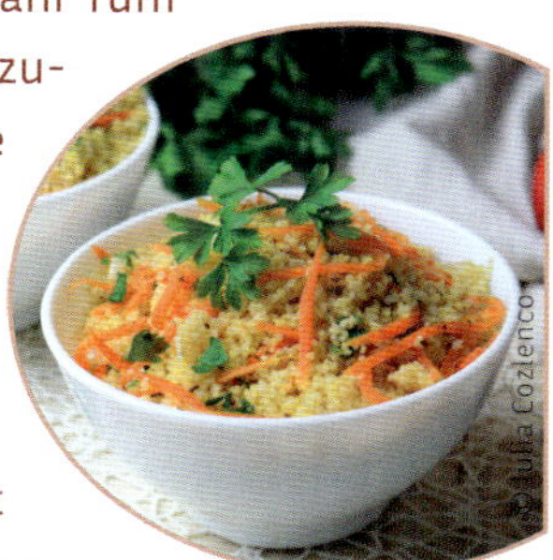

Dorade im Gemüsebett

Fisch ist reich an gesunden Omega-3-Fettsäuren.

Für 4 Portionen brauchen Sie:

- 4 kleine Doraden, küchenfertig (à ca. 250 g)
- frischer Thymian
- frischer Dill
- frischer Petersilie
- 400 g Karotten
- 800 g reife Tomaten
- 600 g Lauch oder Frühlingszwiebeln
- 300 g Sellerie
- 4 Bratschläuche
- Jodsalz
- Pfeffer
- 200 ml Gemüsebrühe
- Petersilie zum Garnieren

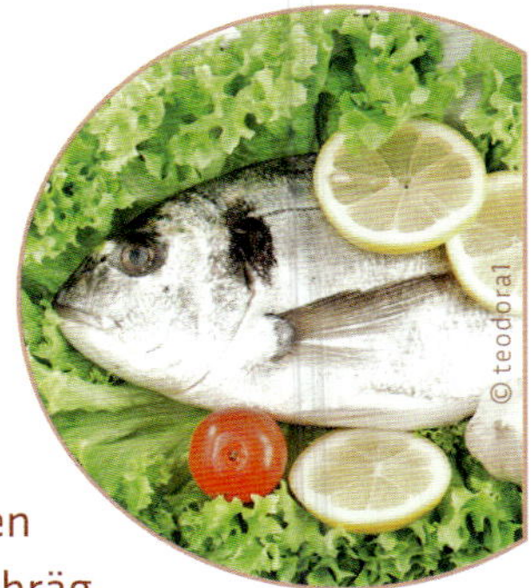

Doraden kalt abspülen. Kräuter kurz waschen und in den trocken getupften Fischbauch geben.

Karotten waschen, schälen und in Stifte schneiden. Die Tomaten überbrühen, häuten und achteln. Lauch waschen, putzen und schräg in 2 bis 3 cm lange Streifen schneiden. Sellerie schälen, putzen, waschen und in Stifte schneiden. Das Gemüse auf vier Bratschläuche verteilen.

Dorade mit Jodsalz und Pfeffer würzen und auf das Gemüse legen. Mit Brühe begießen, Bratschläuche schließen, oben einmal einstechen und auf den Backofenrost legen. Bei 180 °C etwa 20 bis 30 Minuten im Ofen garen. Bratschläuche öffnen und die Gemüsefische auf vorgewärmte Teller geben. Mit gehackter Petersilie bestreuen.

Fleischlose Weißkohlrouladen (basisches Rezept)

Hier ein weiteres basisches Rezept, das sich auch für eine basenreiche Ernährung eignet (siehe Seite 58). Sie können die Füllung bereits vormittags herstellen und dann bis zur Zubereitung der Rouladen abgedeckt in den Kühlschrank stellen. Probieren Sie doch einmal die Füllung bei Paprika, Kohlrabi und Tomaten aus.

Für 4 Portionen brauchen Sie:

- 2 Zwiebeln
- 3 EL Olivenöl
- 75 g Dinkelschrot
- 500 ml Gemüsebrühe, instant, oder Gemüsefond
- 30 g Walnusskerne
- 1 Thymianzweig
- 1 Stiel Petersilie
- 40 g Parmesankäse
- 1 Ei
- Salz
- Pfeffer
- 4 Blätter Weißkohl, groß
- 2 Karotten
- 1 Stange Lauch
- 1 EL Currypulver, gehäuft
- 125 ml Sojacreme

Zwiebeln schälen und in kleine Würfel schneiden. 1,5 EL Olivenöl in einer Pfanne erhitzen, darin die Zwiebeln andünsten. Den Dinkelschrot dazugeben und kurz andünsten. Anschließend mit 250 ml Brühe oder Gemüsefond ablöschen und aufkochen lassen, dann zugedeckt 25 Minuten bei kleiner Hitze quellen lassen. Aus dem Topf nehmen und etwas abkühlen lassen.

Walnüsse öffnen, die Haut abziehen, die Nüsse hacken. Thymian und Petersilie waschen, trockenschütteln, die Blättchen abzupfen und fein hacken. Parmesan reiben.

Dinkel, Walnüsse und Kräuter mit Ei und Parmesan verrühren. Mit Salz und Pfeffer würzen.

Weißkohlblätter drei Minuten in kochendem Salzwasser blanchieren, herausnehmen, kalt abschrecken, abtropfen lassen und mit Küchenkrepp trocken tupfen.

Karotten putzen, schälen und in feine Streifen schneiden. Den Lauch putzen, waschen und in Ringe schneiden.

Weißkohlblätter ausbreiten, den dicken Strunk herausschneiden. Dinkel auf den Blättern verteilen, die Blätter aufrollen, dabei die Seiten leicht einschlagen, damit die Füllung nicht herausfällt. Mit Küchengarn, Küchenringen oder Stäbchen zusammenhalten.

Restliches Öl in einem Bräter erhitzen. Die Rouladen in den Bräter geben, rundherum anbraten und dann herausnehmen. Möhren und Lauch dazugeben und andünsten. Alles mit Curry bestreuen und die restliche Brühe zugießen. Rouladen wieder in den Bräter auf das Gemüse geben und zugedeckt 30 Minuten bei mittlerer Hitze schmoren. Rouladen herausnehmen und warm halten.

Die Gemüsesoße zum Kochen bringen. Sojacreme dazugeben und vier bis fünf Minuten kochen. Mit Salz und Pfeffer würzen. Rouladen in die Soße legen und sofort servieren.

Dazu passen Kartoffeln.

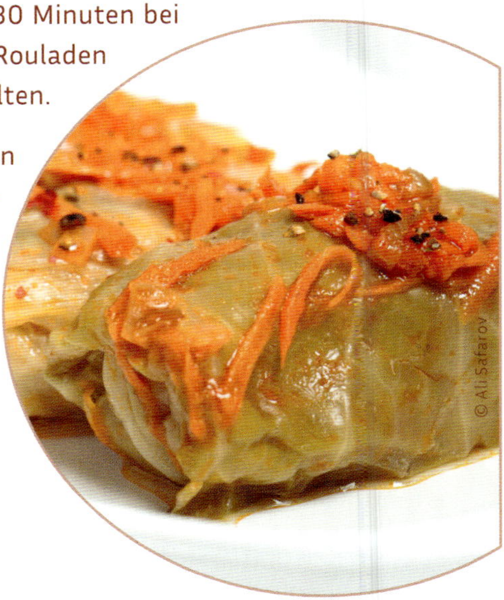

Gelbes Tofu-Curry

Hier ein veganes Gericht. Es zeigt Ihnen, dass der Verzicht auf tierische Produkte keineswegs langweilig sein muss.

Für 2 Portionen brauchen Sie:

- 250 g Tofu
- 2 EL mildes Currypulver oder Currypaste
- 3 EL Öl
- 1 Knoblauchzehe
- 30 g frischer Ingwer
- 1 grüne Chilischote
- 3 Frühlingszwiebeln
- 1 kleine Zucchini
- 100 g Zuckerschoten
- 200 ml ungesüßte Kokosmilch
- 200 ml gekörnte Gemüsebrühe, instant
- 100 g Sojasprossen
- Salz, Zucker
- 1 Limette

Tofu in 2 cm große Würfel schneiden. 1 TL Currypulver (oder Paste) mit 2 EL Öl verrühren, mit dem Tofu mischen und 30 Minuten marinieren.

Ingwer schälen, zusammen mit Knoblauch und Chili fein würfeln. Frühlingszwiebeln putzen. Zucchini schälen und in 3 cm lange Stücke schneiden, Zuckerschoten putzen.

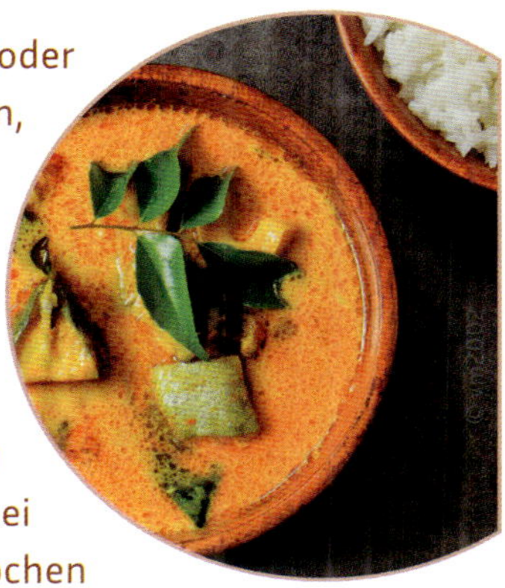

Tofu in einer beschichteten Pfanne (oder Wok) rundherum fünf Minuten anbraten, salzen und herausnehmen. 1 EL Öl erhitzen. Knoblauch, Ingwer, Chili, Frühlingszwiebeln, Zucchini und Zuckerschoten unter Rühren fünf Minuten braten und salzen. 1 TL Currypulver oder -paste dazugeben und kurz mitbraten. Kokosmilch und Brühe zugießen, aufkochen und bei mittlerer Hitze fünf bis sieben Minuten kochen lassen. Tofu und Sojasprossen untermischen, alles drei Minuten kochen lassen. Das Curry mit Salz, einer Prise Zucker und einigen Spritzern Limettensaft abschmecken. Dazu passt Vollkornreis.

Gemüsepfanne mit Knoblauch-Dip (basisch)

Auch dieses Gericht eignet sich für eine basenüberschüssige Ernährung. Außerdem enthält das Gemüse wertvolle Antioxidantien.

Für 4 Portionen brauchen Sie:

- 8 Lauchzwiebeln
- 4 Karotten
- 2 kleine Zucchini
- 2 rote Paprikaschoten
- 1 EL Olivenöl
- Jodsalz, Pfeffer, frische oder getrocknete Kräuter wie Thymian, Rosmarin, Oregano

- 2 Becher Joghurt (1,5 % Fett)
- 4 EL saure Sahne
- 2 EL Olivenöl
- 2 Knoblauchzehen
- Jodsalz, Pfeffer

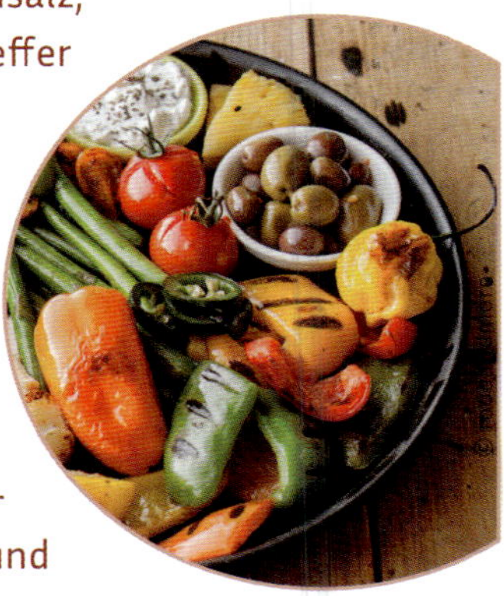

Gemüse putzen, waschen und in feine Streifen schneiden. In einer beschichteten Pfanne das Olivenöl erhitzen und das Gemüse zugeben. Bei mittlerer Hitze unter häufigem Wenden in knapp 15 Minuten bissfest garen. Mit Jodsalz, Pfeffer und Kräutern abschmecken.

Für den Dip Joghurt, saure Sahne und Olivenöl verrühren. Die Knoblauchzehen auspressen und dazugeben, mit Salz und Pfeffer abschmecken. Probieren Sie Fladenbrot dazu.

Gemüse-Wraps (basisch)

An warmen Sommertagen sind leichte Wraps mit Gemüse und frischem Salat ideal.

Für 4 Wraps brauchen Sie:

- 4 Tortillas (im Supermarkt bei ausländischen Feinkost-Artikeln)
- 1 Eisberg- oder Kopfsalat
- 1 Schlangengurke
- 3 Strauchtomaten
- 1 rote Zwiebel
- 1 Natur- oder Sojajoghurt
- Salz und Pfeffer

Salat waschen und Blätter abzupfen. Gurke waschen, der Länge nach vierteln und in etwa 4 cm breite Stücke schneiden. Tomaten vom Strunk lösen, waschen, halbieren und in Scheiben schneiden. Zwiebel halbieren und in halbe Ringe schneiden.

Die Wraps auslegen, mit Joghurt bestreichen und mit Salat, Tomaten, Zwiebeln und Gurken belegen, mit Salz und Pfeffer würzen. Die Wraps rollen.

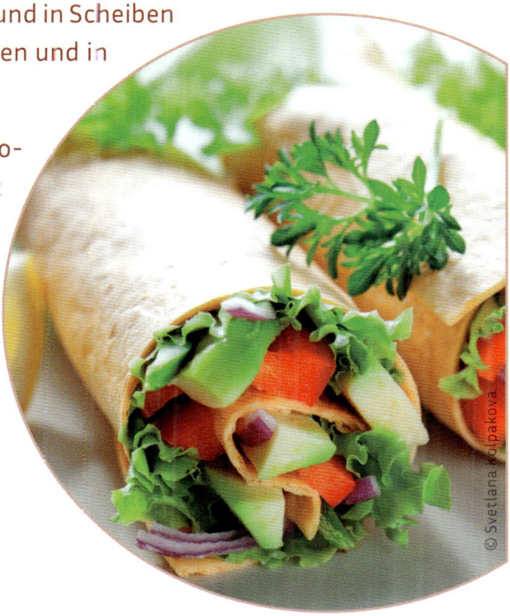

© Svetlana Kolpakova

Grünlippmuscheln in Weißweinsoße

Dieses Gericht ist sehr kalorienarm und die Grünlippmuscheln enthalten Glukosaminglykane, die für die zähe Konsistenz der Gelenkflüssigkeit verantwortlich sind, sowie wertvolle Omega-3-Fettsäuren.

Für 4 Portionen brauchen Sie:

- 2 kg Grünlippmuscheln (mit Schale gewogen)
- 1 Liter einfacher Weißwein
- 1 Liter Fischfond, aus dem Glas oder instant
- 4 EL getrocknetes Suppengrün
- 1 TL Pfefferkörner
- etwas Salz
- 2 Knoblauchzehen
- 1 Zwiebel

Die Muscheln gründlich waschen, eventuell vorhandene Bartreste entfernen, geöffnete Muscheln entsorgen.

Weißwein und Fischfond in einen großen Topf geben. Das getrocknete Suppengrün hinzugeben. Die Flüssigkeit einmal aufkochen lassen. Die Pfefferkörner, etwas Salz, die in Ringe geschnittenen Zwiebel und die Muscheln in die kochende Flüssigkeit geben und sofort gründlich durchrühren. Die Schalentiere sind fertig, wenn sich die Muscheln geöffnet haben.

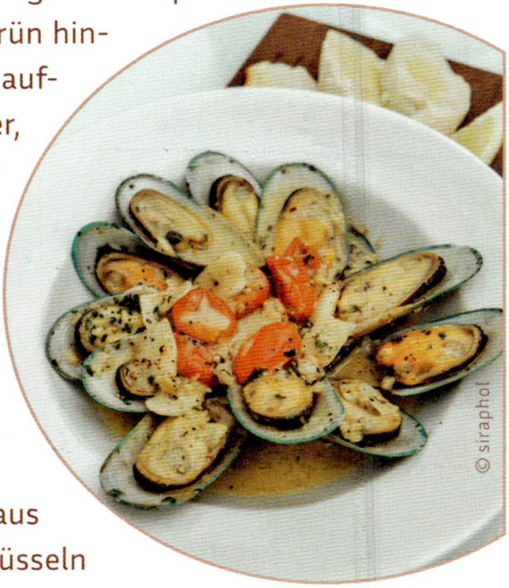
© siraphol

Muscheln mit dem Schaumlöffel aus dem Sud nehmen und auf vier Schüsseln verteilen. Dann den Sud ebenfalls auf die Schüsseln verteilen. Reichen Sie dazu Vollkornbaguette.

Hackfleisch-Gemüse-Pfanne

Hier verrate ich Ihnen eines meiner Lieblingsrezepte. Die Hackfleisch-Gemüse-Pfanne können Sie natürlich noch mit weiteren Gemüsesorten ergänzen. Und wenn der Hunger sehr groß ist, dann essen Sie Vollkornreis dazu.

Für 2 Portionen brauchen Sie:

- 250 g frische Champignons
- 1 rote Paprika
- 1 gelbe Paprikaschote
- 1 Zucchini
- 500 g Rinderhackfleisch
- 1 große Zwiebel
- 1 Knoblauchzehe
- 1 EL Tomatenmark
- Olivenöl zum Anbraten
- 1 Tasse gekörnte Gemüsebrühe, instant
- Tomaten, frisch oder aus der Dose
- Salz, Pfeffer, Paprika edelsüß, eventuell Chiliflocken

Gemüse putzen, Pilze in Scheiben, Paprika und Zucchini in Würfel schneiden. Zwiebel und Knoblauch schälen und klein schneiden.

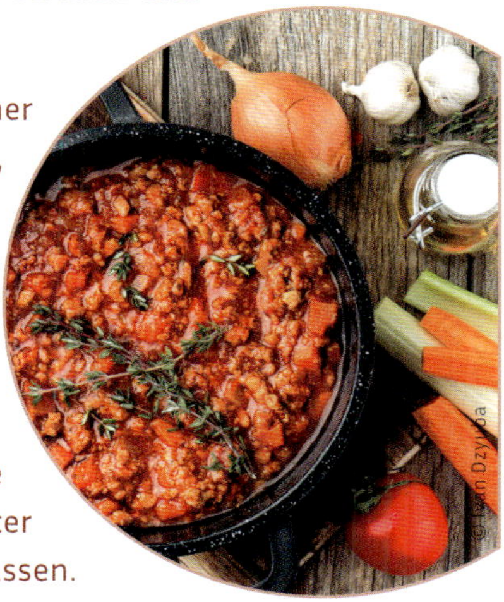

Hackfleisch in etwas Olivenöl in einer großen Pfanne anbraten. Zwiebeln, Knoblauch und Tomatenmark dazugeben, gut verrühren und kurz mitbraten.

Gemüse in die Pfanne geben, alles gut vermischen und weiter braten. Mit Gemüsebrühe ablöschen, die Hackfleisch-Gemüse-Mischung unter gelegentlichem Rühren köcheln lassen.

Kurz vor Ende der Garzeit, nach ungefähr 15 Minuten, noch die klein geschnittenen Tomaten dazugeben. Dann mit Salz, Pfeffer, Paprika edelsüß und bei Bedarf Chiliflocken würzen.

Hähnchen-Gemüse-Pfanne im Wok

Für dieses Gericht schwärmt meine ganze Familie. Als Beilage eignet sich Vollkornreis oder Vollkornnudeln.

Für 4 Portionen brauchen Sie:

- 600 g grünen Spargel
- 6 Frühlingszwiebeln
- 2 kleine rote Paprikaschoten
- 2 Knoblauchzehen
- 8 EL Sojasoße
- 4 EL Olivenöl
- 400 g Hähnchenbrustfilet
- Salz
- Pfeffer

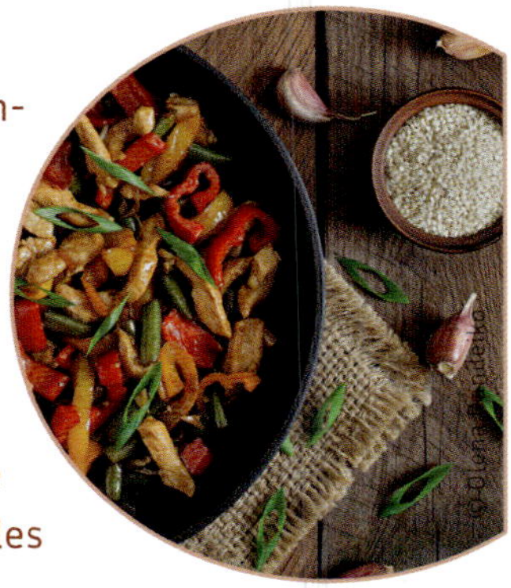

Spargel putzen, waschen, die holzigen Enden abschneiden. Die Stangen in 4 cm lange Stücke schneiden. Frühlingszwiebeln putzen, waschen und in 3 cm lange Stücke schneiden. Paprikaschote vierteln, entkernen, waschen und in feine Streifen schneiden. Knoblauch schälen und in eine Schüssel pressen. Sojasoße zufügen, alles vermischen.

Hähnchenfilet in Streifen schneiden, salzen und pfeffern. Öl im Wok stark erhitzen. Hähnchenstreifen unter Rühren schnell rundum braun anbraten. Herausnehmen und das Öl abgießen. Das vorbereitete Gemüse in den Wok geben und bei großer Hitze zwei Minuten braten, dabei ständig rühren, damit alles gleichmäßig gart. Die Knoblauch-Sojasoßen-Mischung dazugeben. Aufkochen und alles etwa eine Minute kochen. Hähnchenstreifen in den Wok geben, weitere zwei Minuten unter Rühren kochen.

Kürbiseintopf (basisch)

Im Herbst ist Kürbiszeit. Dieses Gericht eignet sich auch für eine basenüberschüssige Ernährung.

Für 4 Portionen brauchen Sie:

- 650 g Kürbisfleisch
- 4 mittelgroße Kartoffeln
- 2 bis 3 große Tomaten
- 1 große rote Paprikaschote
- 3 Knoblauchzehen
- 1 große Zwiebel
- 650 g grüne Bohnen
- Olivenöl
- 3 Lorbeerblätter
- 1,5 TL Kümmel

Kürbisfleisch grob würfeln. Kartoffeln schälen und würfeln. Tomaten entkernen und zerkleinern. Paprikaschote entkernen und hacken. Knoblauchzehen schälen. Zwiebel schälen und hacken. Bohnen putzen.

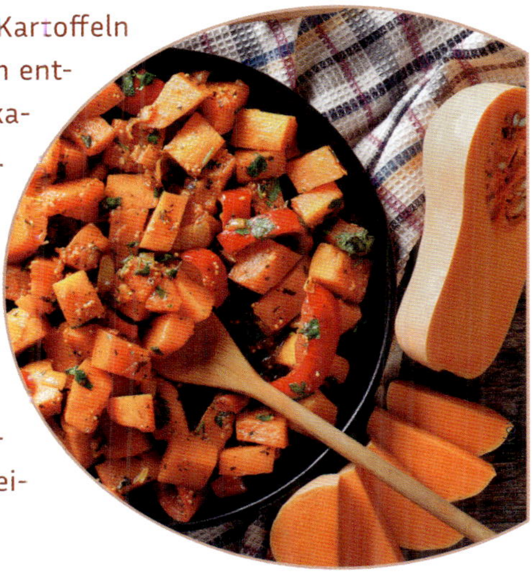

Kürbiswürfel, Bohnen und Kartoffeln in heißem Olivenöl andünsten, die Lorbeerblätter beigeben und auf kleinem Feuer weichdämpfen.

Gleichzeitig Tomaten, Paprikaschote und Zwiebel in Olivenöl andünsten, zwei Knoblauchzehen pressen und dazugeben. Alles unter Umrühren zu einem Mus kochen. Eine weitere Knoblauchzehe mit dem Kümmel im Mörser zu einer Paste verarbeiten.

Das Tomaten-Paprika-Zwiebelmus und die Knoblauchpaste in das Kürbis-Kartoffel-Bohnen-Gemisch einrühren und noch einige Minuten unter Rühren kochen lassen.

Lachs, mein Lieblingsfisch

Lachs schmeckt nicht nur gut, er ist auch sehr gesund. Der Fisch liefert uns und unseren Gelenken viele wichtige Nährstoffe, vor allem die entzündungshemmenden Omega-3-Fettsäuren.

Für 4 Portionen brauchen Sie:

- 1 ganzen Lachs ohne Kopf (800 bis 1000 g)
- 1 kleine unbehandelte Apfelsine
- 2 kleine unbehandelte Zitronen
- 100 ml Balsamico
- 250 g Reis (wenn Sie mögen Basmati-Reis)
- 1,5 EL Olivenöl
- Salz, Pfeffer

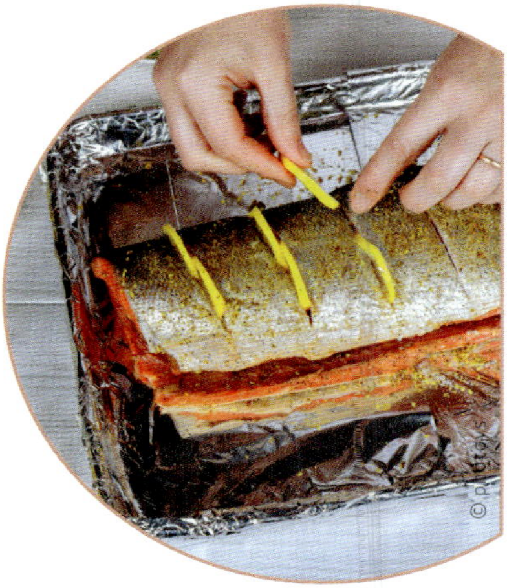

Fisch waschen, trocken tupfen. Backblech mit Alufolie auslegen, den Fisch mit Haut darauflegen und viermal rund 3 cm tief einschneiden.

Apfelsine und 1 Zitrone in Spalten schneiden, damit den Bauch des Fisches füllen. Die zweite Zitrone in dünne Scheiben schneiden, diese in die vier geschnittenen Taschen stecken. Den Essig über den Fisch träufeln, leicht salzen und pfeffern. Den Fisch mit der Alufolie einwickeln und gut verschließen. Im vorgeheizten Backofen bei 200 °C (Umluft) eine halbe Stunde backen. Dann die Folie öffnen, den Fisch weitere 15 Minuten goldbraun backen. Dazu passt Vollkornreis.

Lachsspieße, gegrillt

Für 4 Portionen brauchen Sie:

- 200 g vollreife Tomaten
- 2 Frühlingszwiebeln
- 1 Fenchelknolle
- 1 rote Chilischote
- 3 Stiele Koriander
- 1 Limette
- 3 EL Olivenöl
- Salz
- Zucker
- 400 g Lachsfilet ohne Haut
- 1 getrocknete Chilischote
- Pfeffer

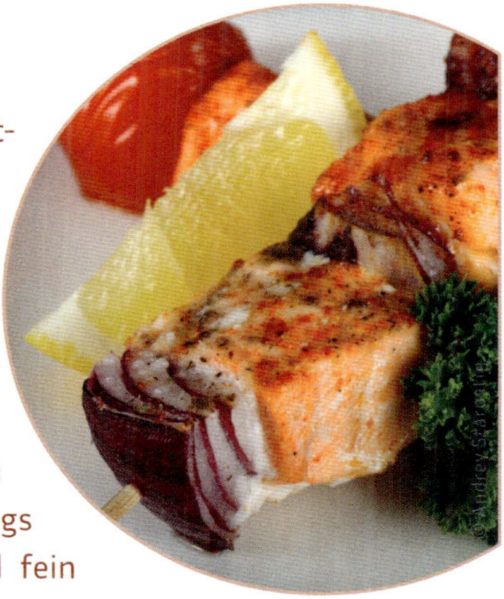

Tomaten waschen, vierteln und entkernen, dabei die Stielansätze entfernen und das Fruchtfleisch in 1 cm große Würfel schneiden. Frühlingszwiebeln waschen, putzen und in 1/2 cm dicke Ringe schneiden. Fenchel waschen, halbieren, Strunk entfernen und die Knolle fein würfeln. Die frische Chilischote längs halbieren, entkernen, waschen und fein hacken. Koriander waschen, trocken schütteln und die Blättchen hacken. Limette auspressen.

Klein geschnittene Zutaten mit je 1 EL Limettensaft und Öl mischen und mit Salz und einer Prise Zucker würzen. Vor dem Servieren kalt stellen und mindestens 30 Minuten ziehen lassen.

Das Lachsfilet in 12 gleich große Würfel schneiden. Die getrocknete Chilischote zerbröseln, mit Pfeffer und dem restlichen Öl mischen und über den Lachs geben. 15 Minuten marinieren.

Lachswürfel leicht salzen und auf vier Holzspieße stecken.

Eine Grillpfanne erhitzen und die Spieße darin rundherum vier bis fünf Minuten grillen. Die Lachsspieße auf Teller geben und servieren.

Naturreispfanne

Wenn der Hunger auf Fleisch mal wieder sehr groß ist, dann mache ich diese Naturreispfanne. Ananas enthält das Enzym Bromelain, das ebenso wie Ingwer und Knoblauch gegen Entzündungen wirkt.

Für 4 Portionen brauchen Sie:

- 4 Hähnchenbrustfilets
- 2 EL Öl
- 2 TL Currypulver
- 2 Ananas
- 2 rote Paprika
- 2 Stangen Lauch
- 2 Stück Ingwer
- 2 Knoblauchzehen
- 400 g gekochter Vollkornreis
- Salz, Pfeffer

Die gewaschenen Hähnchenfilets in sehr feine Streifen schneiden, in einer Schüssel mit Öl und Currypulver mischen.

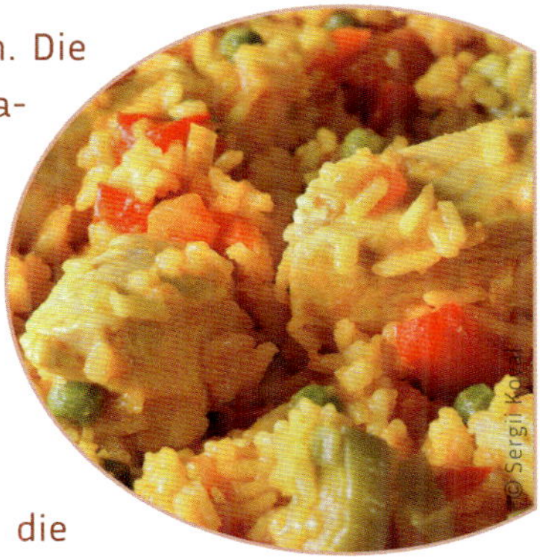

Ananas schälen, den Strunk entfernen. Die Paprikaschote vierteln, entkernen, waschen. Beides in 1 cm große Würfel schneiden. Lauch putzen, längs halbieren, waschen, in nicht zu dünne Ringe schneiden. Ingwer schälen und fein reiben. Knoblauch schälen und fein hacken.

Eine beschichtete Pfanne erhitzen, die Ananaswürfel bei sehr starker Hitze ohne Fett kurz anbraten, herausnehmen und beiseitelegen. Pfanne auswischen.

Hähnchenstreifen unter Rühren in der ausgewischten Pfanne kurz scharf anbraten. Lauchringe und Paprikawürfel dazugeben und eine Minute weiter braten. Ingwer und Knoblauch in die Pfanne geben, weitere 20 Sekunden unter Rühren braten. Die Ananas und den Reis in die Pfanne geben und unter Rühren vier bis fünf Minuten erhitzen. Mit Salz und Pfeffer würzen.

Ratatouille

Ob grün, rot oder gelb – Gemüse enthält viele gesunde Vitamine, Mineralstoffe und Spurenelemente. Diese wirken der Arthrose entgegen. Und hier noch ein Tipp von mir: Damit Ihr Körper auch wirklich in den Genuss aller abschwellenden und antientzündlichen Inhaltsstoffe von Knoblauch und Zwiebel kommt, sollten Sie beide Gemüse ganz fein schneiden und dann fünf bis zehn Minuten vor der Weiterverarbeitung „ruhen" lassen. Dadurch entwickelt sich viel mehr der entzündungssenkenden Substanzen Allizin, Diallylsulfid und Ajoen.

Für 4 Portionen brauchen Sie:

- 1 Aubergine
- Salz
- 1 große Gemüsezwiebel
- 4 Zehen Knoblauch
- 2 große Zucchini
- 2 große rote Paprikaschoten
- 2 große gelbe Paprikaschoten
- 1 große Dose geschälte Tomaten
- 2 EL Olivenöl
- 1/2 Tube Tomatenmark
- Schwarzer Pfeffer
- 3 TL gemischte Kräuter (Rosmarin, Thymian, Salbei)
- 1 TL Zucker

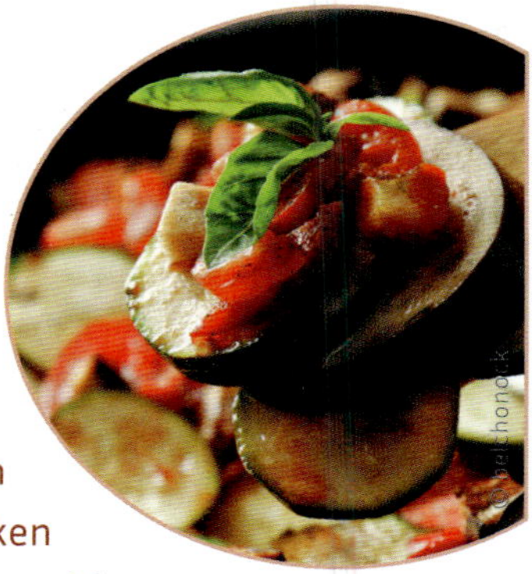

Aubergine waschen, putzen und in mundgerechte Stücke schneiden, dann mit Salz würzen und mindestens zehn Minuten ziehen lassen, gründlich trocken tupfen. Zwiebel und Knoblauch schälen und in feine Würfel schneiden. Zucchini waschen, in Würfel schneiden. Paprikaschoten längs halbieren, entkernen, waschen und in grobe Stücke schneiden.

Öl in einem großen Topf erhitzen, Zwiebel, Knoblauch und Zucchini anbraten, dann Paprika und zuletzt die Aubergine hinzufügen. Alles etwa fünf Minuten kräftig anbraten. Das Tomatenmark dazugeben, unterrühren, mit Salz und Pfeffer würzen. Dosentomaten, Kräuter und Zucker hinzufügen. Das Ratatouille bei mittlerer Hitze noch etwa 20 Minuten leicht kochen lassen, eventuell etwas Wasser zugießen. Achten Sie darauf, dass das Gemüse noch einen leichten Biss hat. Die Franzosen lassen es noch länger kochen – das ist zwar nicht so gut für die Vitamine, aber andere Stoffe lösen sich dann besser.

Süß-scharfe Hähnchenreispfanne mit Ananas

Dieses Rezept versorgt Sie mit vielen gesunden und schmackhaften Entzündungshemmern. Dazu gehört in erster Linie die Ananas, der wohl bekannteste „essbare" Entzündungshemmer. Aber auch die rote Paprikaschote und Lauch halten aufgrund ihrer Inhaltsstoffe Entzündungen in Schach!

Für 4 Portionen brauchen Sie:

- 4 Hähnchenfilets (ca. 250 g)
- 2 EL Olivenöl
- 2 TL Currypulver
- 2 Ananas
- 2 rote Paprikaschoten
- 2 Stangen Lauch
- 400 g gekochter Vollkornreis
- Salz, Pfeffer

Hähnchenfilets waschen, trocken tupfen und in feine Streifen schneiden. Diese mit dem Olivenöl und Currypulver mischen.

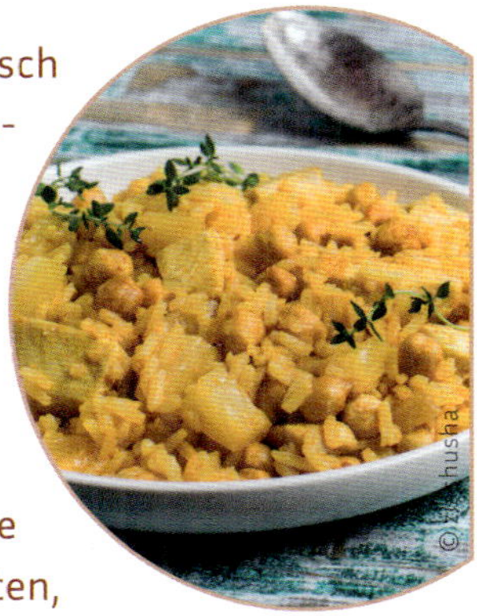

Ananas schälen, Strunk entfernen. Fruchtfleisch in 1 cm große Würfel schneiden. Paprikaschote vierteln, entkernen, waschen und in 5 mm große Würfel schneiden. Lauch putzen, längs halbieren und waschen, quer in nicht zu dünne Streifen schneiden. Knoblauch schälen und fein hacken.

Ananaswürfel in einer beschichteten Pfanne bei sehr starker Hitze ohne Fett kurz anbraten, herausnehmen und beiseitelegen. Pfanne auswischen. Hähnchenstreifen kurz scharf anbraten. Lauch und Paprika dazugeben und 1 Minute weiter braten. Ananas und gekochten Reis dazugeben, unter Rühren weitere vier bis fünf Minuten bei reduzierter Hitze erhitzen. Mit Meersalz und Pfeffer würzen.

Vegetarisches Sojachili

Sojabohnen enthalten die Aminosäuren Methionin, Cystein, Arginin und Prolin, die für unsere Gelenke sehr wichtig sind. Vor allem bei einer Arthrose sollten Sie häufig Sojabohnengerichte auf den Tisch bringen, beispielsweise ein vegetarisches Sojachili.

Für 4 Portionen brauchen Sie:

- 1 rote Paprikaschote
- 1 Gemüsezwiebel
- 1 EL Olivenöl
- 2 EL Tomatenmark
- 400 g Tomaten, ohne Schale, in Stücke geschnitten
- 100 g Kidneybohnen (Dose)
- 250 g Sojabohnen (Dose)
- 200 g Maiskörner (Dose)
- 400 ml Gemüsebrühe, instant
- Salz, Pfeffer aus der Mühle
- 1 TL Chiligewürz
- 1 Messerspitze Cayennepfeffer
- 1 EL Koriandergrün, gezupft

Paprika putzen, waschen, in Würfel schneiden. Zwiebel schälen und klein schneiden.

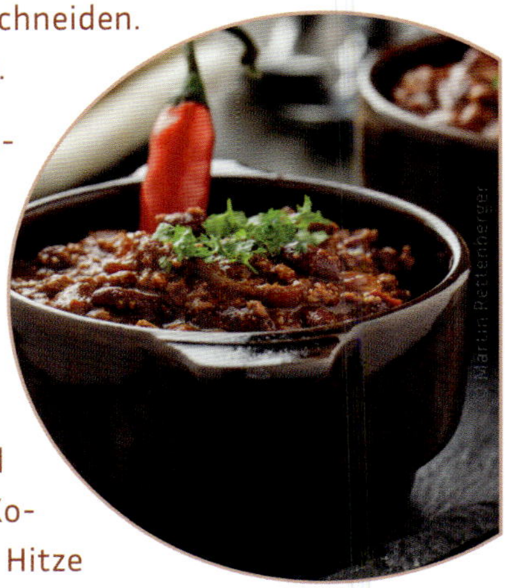
© Martin Rettenberger

Beides in Olivenöl in einem Topf anbraten, mit dem Tomatenmark vermischen, die Tomaten dazugeben und aufkochen lassen.

Abgetropfte Bohnen und Mais zugeben, mit der Brühe aufgießen. Mit Salz, Pfeffer, Chiligewürz und Cayennepfeffer würzen, dann zum Kochen bringen. Das Chili bei geringer Hitze ungefähr 30 Minuten lang leicht köcheln lassen, eventuell nachwürzen. Das Chili vor dem Servieren mit dem Koriandergrün bestreuen.

Vollkornspaghetti mit Walnuss-Bärlauchpesto

Herbst und Winter sind die Jahreszeit für Nüsse. Ich mag Walnüsse am liebsten. Sie liefern gesunde Omega-3-Fettsäuren, Antioxidantien wie Vitamin E und Aminosäuren, vor allem Methionin. Zusammen mit Vollkornnudeln und Bärlauch haben Sie ein gesundes Gericht, das dank seiner gesunden Inhaltsstoffe auch Entzündungen positiv beeinflusst.

Für 2 Portionen brauchen Sie:

- 150 g Vollkornspaghetti
- Salz
- 1/2 Bund Bärlauch
- 30 g Walnusskerne
- 20 g geriebenen Parmesan
- 2 EL Gemüsebrühe, instant
- 2 EL Olivenöl
- Pfeffer, 125 g Krisch- oder Cocktailtomaten
- 1 EL Olivenöl zum Braten

Spaghetti nach Packungsanweisung in Salzwasser bissfest garen, abgießen.

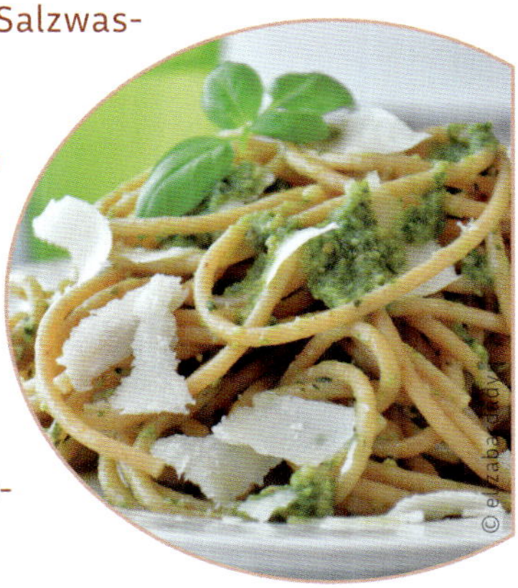

Bärlauch waschen, trocken schütteln und mit dem Kräutermesser oder Wiegebeil grob zerkleinern. 1 TL Walnusskerne für die Dekoration grob hacken und zur Seite stellen. Restliche Walnüsse, Bärlauch, Käse, Brühe und Olivenöl mit dem Pürierstab fein pürieren, mit Pfeffer würzen.

Tomaten waschen und halbieren. Öl in der Pfanne erhitzen, Tomaten etwa zwei Minuten darin anbraten.

Nudeln mit dem Pesto und den Tomaten mischen. Am Schluss mit den gehackten Walnüssen dekorieren.

Beilagen

Manchmal muss es etwas Besonderes sein – auch bei den Beilagen.

Gelber Duftreis mit Kurkuma

Kurkuma eignet sich sehr gut für asiatische Gerichte. Der Inhaltsstoff von Kurkuma, Kurkumin, hemmt Entzündungen und lindert Schwellungen. Zugeschrieben wird der gesundheitliche Nutzen den in Kurkuma in hoher Konzentration enthaltenen Antioxidantien. Duftreis mit Kurkuma passt hervorragend zu Geflügel und Gemüse.

Für 3 Portionen brauchen Sie:

- 200 g Jasmin-Vollkornreis
- 1 Lorbeerblatt
- 5 cm Zimtstange
- 3 Nelken
- ¾ TL Kurkuma
- 1 TL Meersalz
- Pfeffer nach Geschmack
- 2 EL Olivenöl

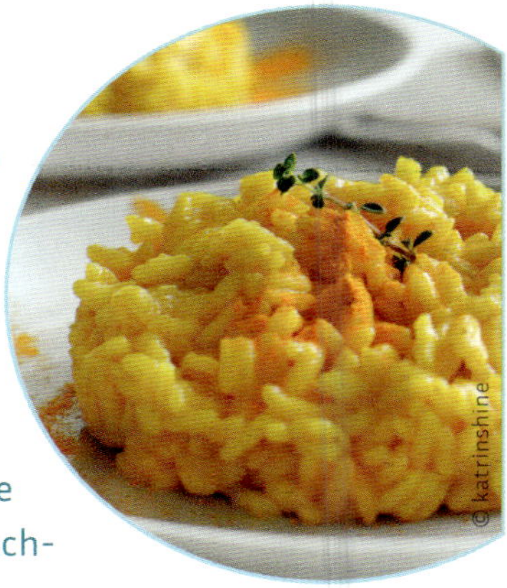

Reis waschen und mit Wasser sowie den Gewürzen (bis auf Kurkuma) in einem Topf zum Kochen bringen. Den Deckel auf den Topf legen und die Hitze stark verringern, den Reis leicht köcheln lassen. Nach der Garzeit von rund 20 bis 30 Minuten von der Herdplatte nehmen und 10 Minuten zugedeckt nachquellen lassen.

Das Lorbeerblatt, die Nelken und die Zimtstange aus dem Reis nehmen, Kurkuma, Pfeffer und Öl hinzufügen. Den Reis servieren.

Rosmarinkartoffeln – Kartoffeln in der Schale

Vor allem Kartoffeln sind ein guter Lieferant der Kieselsäure, die für unsere Knochen so wichtig ist. Doch es genügt nicht, einfach nur gekochte Kartoffeln auf den Tisch zu bringen, denn die höchste Konzentration der Kieselsäure befindet sich direkt unter der Schale der Kartoffeln. Deshalb habe ich ein Rezept für Sie herausgesucht, in dem Kartoffeln mit der Schale auf den Tisch kommen. Verwenden Sie möglichst neue Kartoffeln. Die Schalen dieser Kartoffeln sind weich und können problemlos mitgegessen werden. Und als Zugabe zu den Kartoffeln passt beispielsweise eine gegrillte Hühnerbrust.

Für 4 Portionen brauchen Sie:

- 3 Pfund kleine neue Bio-Kartoffeln, festkochend
- 70 ml Olivenöl
- 1 bis 2 Knoblauchzehen (nach Geschmack)
- 1 gestrichener TL Rosmarinnadeln
- grobes Salz
- gemahlener schwarzer Pfeffer
- 100 g Butter

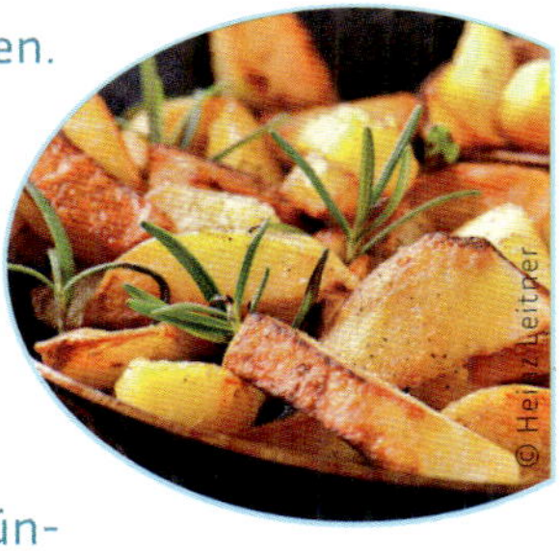
© Heinz Leitner

Kartoffeln gründlich waschen und abtrocknen. Olivenöl in einer Pfanne erhitzen, dann zwei Drittel der Butter dazugeben und ebenfalls erhitzen. Die Kartoffeln mit der Schale einlegen und zugedeckt bei mittlerer Hitze braten. Die Kartoffeln ab und zu wenden.

Die Knoblauchzehe(n) abziehen und in sehr dünne Scheiben schneiden. Nun die restliche Butter in die Pfanne geben. Dann die Rosmarinnadeln, das grobe Salz und etwas frisch gemahlenen schwarzen Pfeffer hinzufügen. Die Kartoffeln noch kurz braten und schwenken, bis der Knoblauch leicht braun wird.

Salate

Wenn es draußen sehr warm ist, dann ist Salatzeit. Reichen Sie zu den Salaten ein selbst gebackenes Vollkornbrot. Die gesunden Inhaltsstoffe der Zutaten wirken dem Fortschreiten der Arthrose entgegen. Kalt gepresstes, natives Olivenöl beispielsweise ist reich an einfach ungesättigten Fettsäuren, Antioxidantien und dem Polyphenol Oleocanthal. Das hemmt Entzündungen, lindert Schmerzen und ist dabei ebenso effektiv wie Ibuprofen. Paprika und Tomaten enthalten Wirkstoffe, die ebenfalls Arthrose-Schmerzen reduzieren. So gelten Tomaten beispielsweise als eine hervorragende Quelle für das Antioxidans Lycopin, das freie Radikale neutralisiert. Rote und grüne Paprika verfügen über eine große Menge an Vitamin C. Und Vollkornbrot liefert gesunde Ballaststoffe.

Bunter Nudelsalat mit Mozzarella

Für 4 Portionen brauche Sie:

- 400 g Penne oder andere röhrenförmige Vollkornnudeln
- Salz
- 500 g Cocktailtomaten, halbiert
- 250 g Mini-Mozzarellakugeln
- 50 g schwarze Oliven, entsteint und halbiert
- 1 Bund Basilikum
- 2 Knoblauchzehen, fein gehackt
- 2 EL Olivenöl
- 4 EL weißer Balsamico
- Salz
- Pfeffer

Nudeln in reichlich kochendem Salzwasser nach Packungsanweisung bissfest garen. Abschütten, kurz kalt abspülen, gut abtropfen lassen

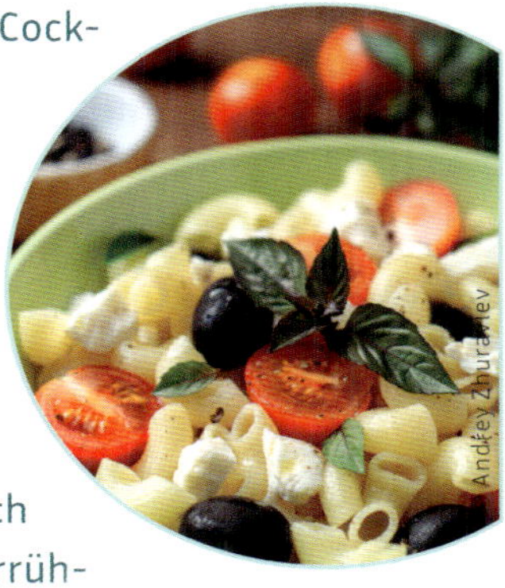

und in eine Schüssel füllen. Die halbierten Cocktailtomaten zugeben.

Mozzarellakugeln in einem Sieb abtropfen lassen und halbieren. Mit den Oliven zu den Nudeln geben und untermischen.

Einige Basilikumblättchen zum Garnieren beiseitelegen und die restlichen in Streifen schneiden. Basilikumstreifen und Knoblauch mit dem Olivenöl, Essig, Salz und Pfeffer verrühren, über den Nudelsalat gießen und untermischen. Mit Salz und Pfeffer abschmecken. Den Salat mit Basilikumstreifen garnieren und sofort servieren.

Fruchtiger Blattsalat

Für 4 Portionen brauchen Sie:

- 150 ml Orangensaft
- 1 EL Dijonsenf
- 2 EL Balsamico
- Salz
- schwarzer Pfeffer
- 100 g Himbeeren
- 4 EL Rapsöl
- 1 kleiner Römersalat
- 1 kleiner Radicchio

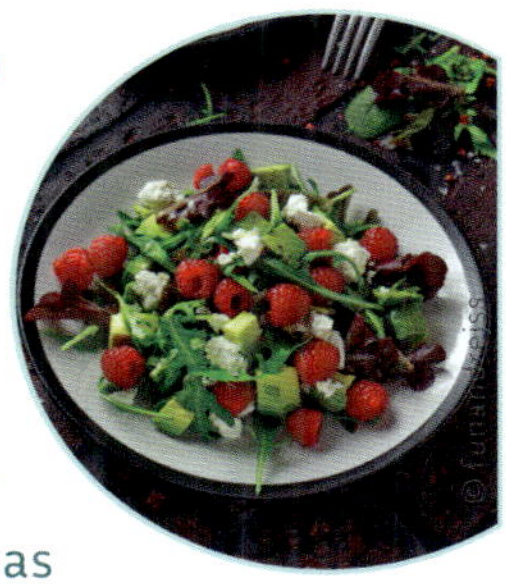

Orangensaft in einen kleinen Topf geben und bei starker Hitze auf etwa ein Drittel der Menge reduzieren. Den Saft mit dem Senf, Essig, Salz und Pfeffer glatt rühren. Himbeeren verlesen, einige schöne Exemplare für die Dekoration zur Seite legen, die anderen zur Soße geben und etwas zerdrücken. Mit einem Schneebesen verrühren, das Rapsöl langsam unterschlagen. Römersalat und Radicchio waschen, trocken schleudern und in mundgerechte Stücke schneiden.

Alles in einer Schüssel mit der Soße mischen, mit den restlichen Himbeeren garnieren und servieren.

Griechischer Salat

Für 4 Portionen brauchen Sie:

- 1 kleinen Eisbergsalat
- 250 g Kirschtomaten
- 1 kleine Paprika, rot
- 1 kleine Paprika, grün
- 1 kleine Salatgurke
- 1 rote Zwiebel
- 1 Knoblauchzehe
- Salz, Pfeffer, Koriander, Petersilie, Oregano, Rosmarin
- 5 EL Olivenöl
- 150 g Feta-Käse
- 50 g entsteinte schwarze Oliven

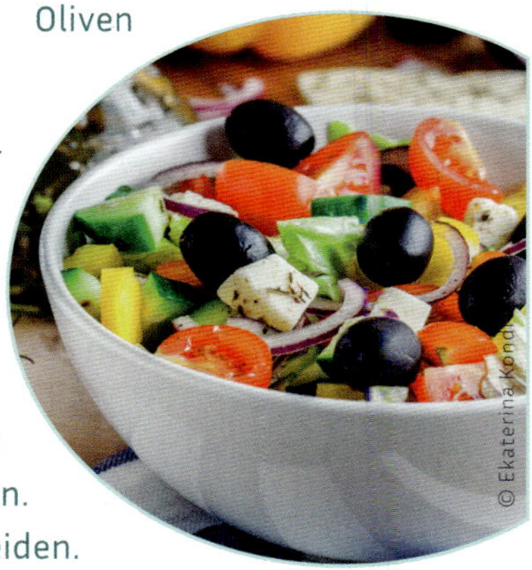
© Ekaterina Kond

Eisbergsalat putzen, waschen, trocken schleudern und in Stücke zupfen. Tomaten waschen und vierteln.

Paprikaschoten putzen, waschen, in Streifen oder Stücke schneiden. Salatgurke schälen, der Länge nach vierteln und in Stücke schneiden. Zwiebel schälen und in Ringe schneiden. Gewürze und Kräuter mit dem Öl mischen. Salatzutaten in eine Schüssel geben, das Dressing darüber verteilen und alles gut mischen.

Grünkohl einmal anders

Grünkohl ist eine wahre Kalziumbombe: 100 Gramm enthalten 200 mg Kalzium. Das entspricht ungefähr 20 Prozent des Tagesbedarfs. Bei uns erfährt der Grünkohl gerade eine Renaissance. Übrigens – auch Parmesan ist eine gute Kalziumquelle: 100 Gramm liefern 1.100 mg.

Für 6 Portionen brauchen Sie:

- 900 g Grünkohl
- 225 g kernlose rote Trauben
- 60 g gehackte Haselnüsse
- 3 EL Haselnussöl
- 1,5 EL Olivenöl
- 1,5 EL Zitronensaft
- 4,5 EL Apfelessig
- 1 TL Honig
- Salz
- Schwarzer Pfeffer aus der Mühle
- 75 g Parmesan am Stück

Grünkohl gründlich waschen, gut abtropfen lassen, den Strunk mit einem scharfen Messer entfernen, die Blattrippen herausschneiden.

Die Blätter zerpflücken, in kochendes Salzwasser geben und ungefähr 5 Minuten kochen lassen. Dann herausnehmen, in Eiswasser abschrecken und sehr gut abtropfen lassen.

Trauben waschen, abzupfen und halbieren. Die beiden Öle, Zitronensaft, Essig, Honig, Salz und Pfeffer verrühren und abschmecken.

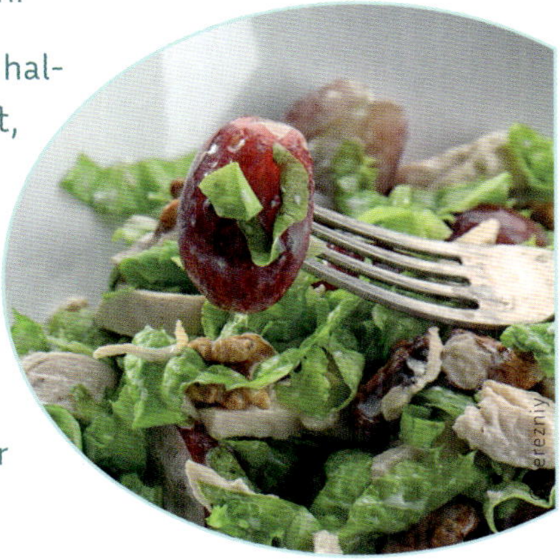

Grünkohl mit dem Dressing vermengen und auf Teller verteilen. Trauben und Nüsse darüber streuen. Den Parmesan darüber hobeln.

Kohlrabisalat mit Sojasprossen

Für 4 Portionen brauchen Sie:

- 3 Kohlrabi
- Salz
- 100 g Sojasprossen
- 1 EL Sesampaste
- 4 EL Sojasoße
- 2 TL Honig
- 2 TL Weinessig
- 1 EL Koriander
- 1 EL Petersilie

Kohlrabi schälen, in dünne Stifte schneiden und in kochendem Salzwasser kurz blanchieren. Dann abgießen, kalt abschrecken und gut abtropfen lassen.

Die Sprossen über einem Sieb abbrausen, mit kochendem Wasser übergießen, kalt abschrecken und gut abtropfen lassen. Mit dem Kohlrabi mischen.

Koriander und Petersilie waschen, trocken tupfen und fein hacken.

Für das Dressing alle Zutaten mit so viel Wasser verrühren, dass eine dickflüssige Soße entsteht. Das Dressing unter den Salat mischen, den Salat anrichten und mit den frisch gehackten Kräutern bestreuen.

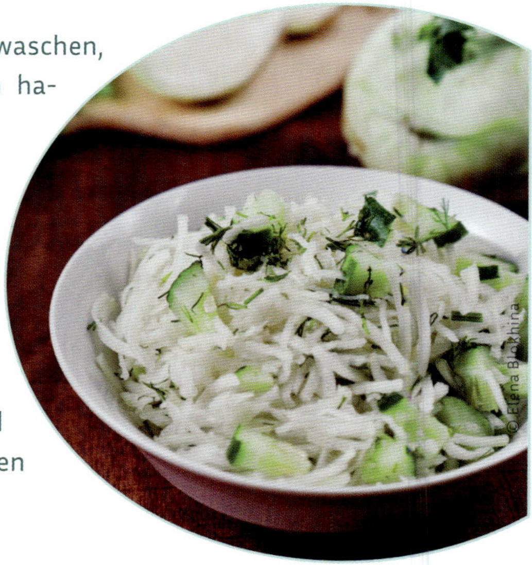

© Elena Blokhina

Marokkanischer Granatapfelsalat mit Orangen

Granatapfel bzw. seine Kerne sind gesund). Die darin enthaltenen Antioxidantien blockieren Enzyme, die eine Entzündung verursachen und fördern

Für 4 Portionen brauchen Sie:

- 4 unbehandelte Orangen
- 3 Granatäpfel
- 3 Stängel frische Minze
- 1 EL Orangenblütenwasser
- 1 EL Walnussöl
- 1 TL Zitronensaft
- 1 EL Zimt
- 50 g gehackte Pistazien
- Zucker

Orangen heiß abwaschen, mit einem Papiertuch oder Küchentuch trocken reiben. Orangen schälen, die Schalen mit einem Zestenreißer bearbeiten, die Orangenzesten aufheben. Fruchtfleisch in 1 cm dicke Scheiben schneiden. Saft auffangen und aufheben.

Granatapfel halbieren und die Kerne in einer Schüssel auffangen. Minze abwaschen und trocknen. Blätter abzupfen und klein hacken.

Für die Soße Orangenzesten und -saft mit Orangenblütenwasser, Walnussöl, Zitronensaft und Zimt mischen. Mit etwas Zucker abschmecken. Granatapfelkerne, Dressing, Minze und Pistazien über die Orangenscheiben geben. Den Salat bis zum Verzehr im Kühlschrank aufbewahren.

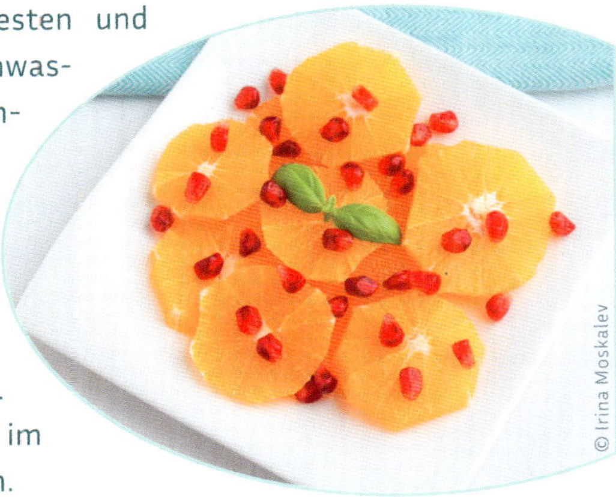

© Irina Moskalev

Radieschensalat

Für 4 Portionen brauchen Sie:

- 2 Bund Radieschen
- 2 EL Weißweinessig
- 2 bis 4 EL angerührte Gemüsebrühe, instant
- 2 TL Sonnenblumenöl
- 4 EL fettarmer Naturjoghurt
- 1 Prise Jodsalz
- 1 kleiner Bund Dill

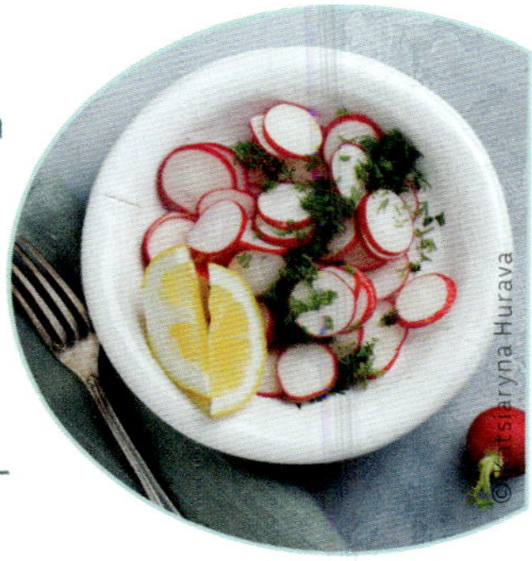

Die Radieschen waschen, putzen und in Scheiben hobeln. Aus Essig, Gemüsebrühe, Öl und Joghurt eine Salatsoße anrühren.

Soße mit den Radieschen mischen, abschmecken und mit gehacktem Dill bestreuen.

Wassermelonensalat mit Tofu

Durch den hohen Wasseranteil der Wassermelone können Sie an heißen Sommertagen einfach und schmackhaft Ihren Flüssigkeitshaushalt auffüllen, und das bei nur wenigen Kalorien (35 kcal/100 g). Wenn Sie möchten, dann nehmen Sie statt Tofu Schafs- oder Ziegenkäse. Und auch bei den weiteren Zutaten sind Ihnen keine Grenzen gesetzt: beispielsweise Tomaten, Rucolasalat, Avocado.

Für 4 Portionen brauchen Sie:

- 2 Zitronen
- 500 g Tofu
- 2 EL helle Sojasoße
- 2 TL Rapsöl

- 2 Salatgurken
- Salz
- 1 Wassermelone (1 kg)
- 1 TL Honig
- 8 Basilikumblätter
- 1/2 Bund krause Petersilie
- 2 Stängel Minze

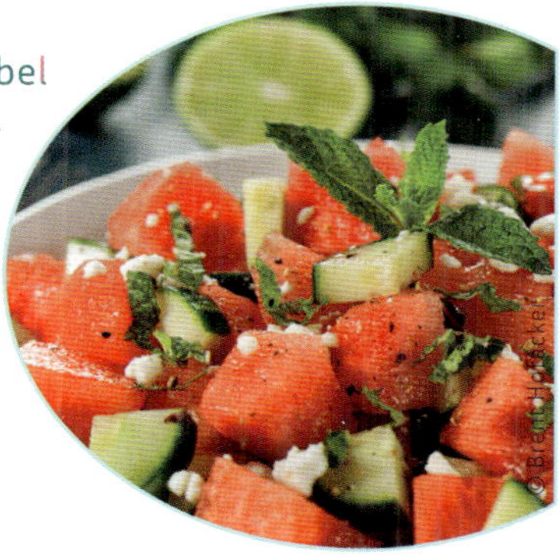

Zitronen auspressen. Tofu mit einer Gabel zerdrücken, in der Hälfte des Zitronensafts und der Sojasoße für 15 Minuten marinieren. Öl in einer Pfanne erhitzen, den Tofu goldbraun anbraten.

Gurken schälen, entkernen, in rund 1,5 cm dicke Scheiben schneiden und mit etwas Salz bestreuen.

Die Wassermelone in größere Stücke schneiden, bei Bedarf Kerne entfernen und dann das Fruchtfleisch in mundgerechte Würfel schneiden.

Restlichen Zitronensaft mit Honig verrühren. Gurke mit Küchenkrepp abtupfen, mit Melone und Tofu mischen, den Zitronensaft darüber geben, eine Stunde ziehen lassen. Kräuter waschen, trocken schütteln, fein hacken bzw. in Streifen schneiden und über den Salat geben.

Suppen

Gerade im Winter sorgt eine Suppe für ausreichend Wärme von innen. Und für den Sommer eignen sich kalte Gemüsesuppen. Enthält dann die Suppe noch entzündungshemmende Zutaten wie Tomaten, Avocado, Paprika, Chili, Ingwer und Lauchzwiebeln, dann profitieren nicht nur Sie, sondern auch Ihre Gelenke von der schmackhaften Suppe.

Asiatische Kohlsuppe

Für 4 Portionen brauchen Sie:

- 600 g Spitzkohl
- 4 Stiele Koriander
- 2 Zwiebeln
- 2 Knoblauchzehen
- 2 rote Chilischoten
- 1 große Dose Bambussprösslinge
- 2 Stück Ingwerwurzel
- 2 EL Rapsöl
- 200 Champignons
- 1200 ml Gemüsebrühe, instant
- 350 g Tofu
- 4 EL Rotweinessig
- Salz
- Pfeffer

Den Kohl putzen, waschen und in feine Streifen schneiden. Den Koriander waschen und trocken schütteln. Die Zwiebel und Knoblauch häuten und in Streifen schneiden bzw. hacken. Die Chilischote putzen, waschen und in Ringe schneiden. Die Bambusschösslinge in einem Sieb abtropfen lassen und klein schneiden. Den Ingwer schälen und in feine Streifen schneiden.

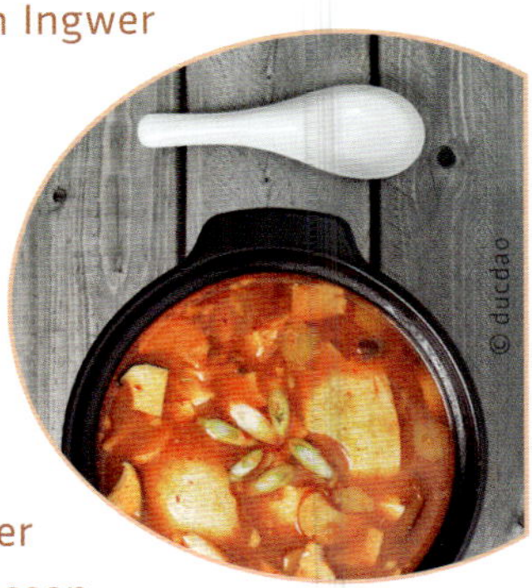

Öl in einem Topf erhitzen. Zwiebeln, Ingwer und Knoblauch darin drei Minuten andünsten, Kohl und Chili zugeben und zwei Minuten mitdünsten.

Pilze putzen, in Scheiben schneiden und in den Topf geben. Die Brühe und den Koriander hinzufügen und alles 15 Minuten köcheln lassen.

Tofu würfeln und nach 15 Minuten mit dem Bambus in die Suppe geben. Weitere 5 Minuten köcheln lassen.

Mit Essig, Salz und Pfeffer abschmecken und servieren.

Bunte Kartoffelsuppe

Für 4 Portionen brauchen Sie:

- 500 g Kartoffeln
- 1 Liter Brühe, instant
- 2 Zwiebeln
- 1 Bund Suppengrün
- Salz, Pfeffer

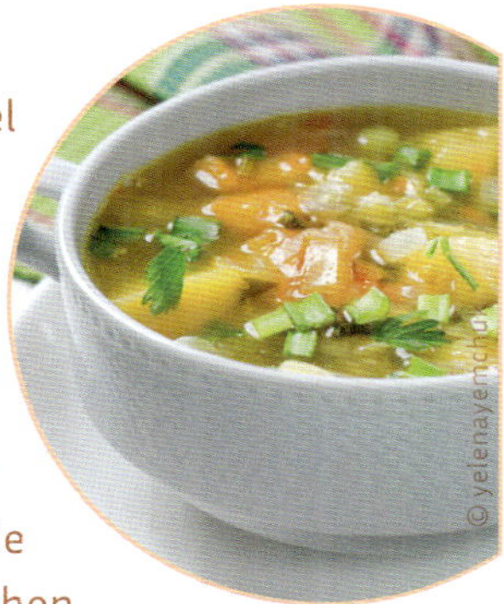

Kartoffeln waschen, schälen und in Würfel schneiden, in die Brühe geben und aufkochen. Zwiebeln schälen und würfeln. Suppengrün putzen, klein schneiden.

Gemüse nach zehn Minuten zu den Kartoffeln geben, weitere zehn Minuten kochen lassen. Gemüse aus der Suppe nehmen, die Suppe passieren oder durch ein Sieb streichen, mit Salz und Pfeffer abschmecken. Gemüse wieder in die Suppe geben.

Hühnersuppe

Für 4 Portionen brauchen Sie:

- 100 g Glasnudeln
- 100 g Egerlinge oder andere Pilze
- 2 rote Paprikaschoten
- 1/2 Chilischote
- 1500 ml Geflügelbrühe
- 25 g frischer Ingwer, gerieben
- 2 Hähnchenbrustfilets (á 200 g)
- 100 g Zuckerschoten
- 4 Lauchzwiebeln
- 1 Limette
- 2 EL Sojasoße

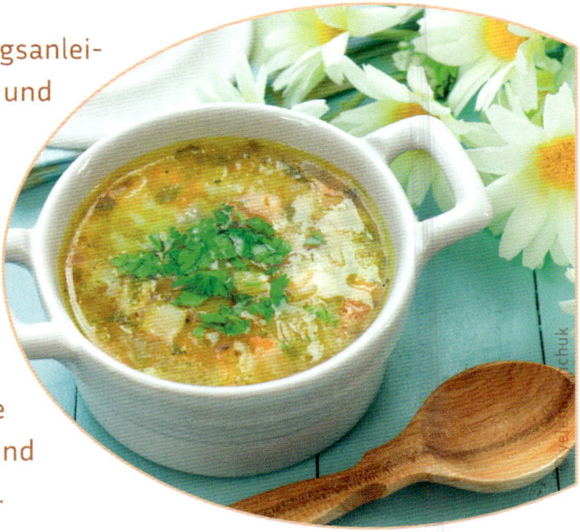

Glasnudeln nach Packungsanleitung garen, abschrecken und abtropfen lassen.

Pilze putzen, die Stiele entfernen, die Hüte vierteln. Paprikaschote vierteln, entkernen, waschen und in feine Streifen schneiden. Die Chilischote entkernen und in kleine Ringe schneiden.

Geflügelbrühe mit dem Ingwer aufkochen. Hähnchenfilet waschen, mit den Pilzen in die Brühe geben und zehn bis 12 Minuten bei mittlerer Hitze kochen. Nach vier Minuten die Paprikastreifen dazugeben.

Zuckerschoten und Frühlingszwiebeln putzen, waschen und in Streifen schneiden. Hähnchenfilet aus der Brühe nehmen, kurz abkühlen lassen und in Würfel schneiden.

Limette auspressen. Hähnchenwürfel mit Nudeln, Zuckerschoten und Zwiebeln zur Suppe geben, nochmals aufkochen lassen. Die Suppe mit Sojasoße und 1 EL Limettensaft würzen und sofort servieren.

Auch Fisch eignet sich

Statt des Hühnchenfilets können Sie auch weißes Fischfilet oder Garnelen verwenden. Beides müssen Sie allerdings rund drei Minuten lang anbraten und würzen, bevor Sie es in die Suppe geben.

Kalte Avocado-Gurken-Schale

Für 4 Portionen brauchen Sie:

- 2 Avocados
- 2 kleine Salatgurken
- 3 Frühlingszwiebeln
- 2 Limetten
- 300 g fettarmer Joghurt
- Salz, Pfeffer
- 2 Bund Schnittlauch

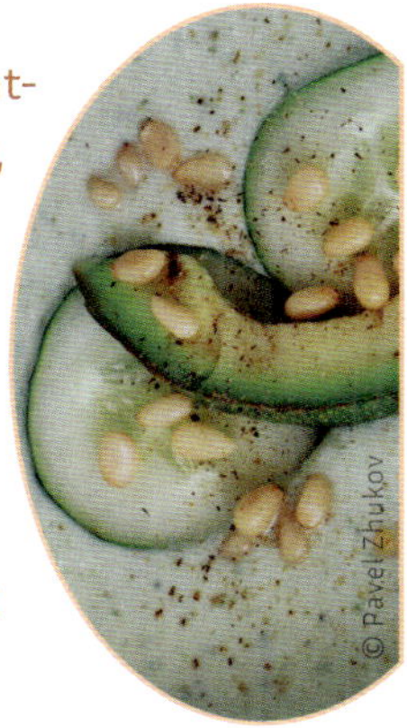

© Pavel Zhukov

Avocados halbieren und entkernen. Dann das Fruchtfleisch aus der Schale lösen. Die Gurken schälen, der Länge nach halbieren, entkernen. Die Frühlingszwiebeln putzen und waschen. Das Gemüse in grobe Würfel schneiden. Limetten auspressen.

Die Gemüsewürfel mit dem Joghurt, der Gemüsebrühe, 2 EL Limettensaft, Salz und Pfeffer fein pürieren. Mindestens 1 Stunde in den Kühlschrank stellen.

Schnittlauch waschen, trocken schütteln und in kleine Röllchen schneiden. Die Suppe in vorgekühlte Gläser oder Schalen füllen, die Schnittlauchröllchen auf die Suppe geben.

Kalte Tomatensuppe (Gazpacho)

Optimaler Partner der kalten Küche ist die Tomate. Aufgrund ihres hohen Lycopin-Gehaltes von 3,9 bis 5,6 mg pro 100 Gramm Frucht beugen Tomaten Knochenabbauprozessen vor und fördern die Zellgesundheit. Lycopin, ein starkes Antioxidans, verleiht der Tomate die intensive rote Farbe.

Für 4 Portionen brauchen Sie:

- 500 g Tomaten, gehäutet, entkernt
- 1 rote Paprika, entkernt
- 1 Salatgurke geschält, entkernt
- 2 Knoblauchzehen, geschält
- 2 Scheiben Bauernbrot, vom Vortag
- 150 ml Olivenöl
- 150 Eiswasser
- 1 EL Sherry- oder Weinessig
- Salz, Pfeffer, Tabasco, Zucker
- Basilikumblätter zum Garnieren

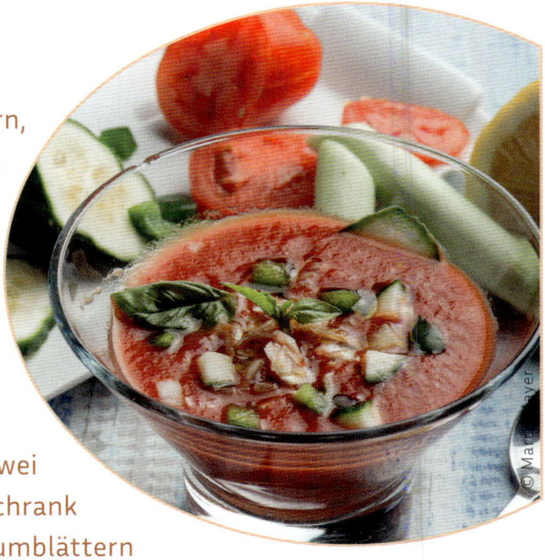

Gemüse grob zerkleinern, Brot in Würfel schneiden. Beides zusammen mit Knoblauch, Wasser, Essig und Öl im Mixer pürieren. Mit Salz, Pfeffer, Tabasco und eventuell Zucker abschmecken.

Abgedeckt mindesten zwei Stunden in den Kühlschrank stellen, dann mit Basilikumblättern garnieren und kalt servieren.

Kürbissuppe mit Ingwer

Kürbis liefert viele Nährstoffe wie Beta-Carotin, Vitamin A, Magnesium, Kalzium und Kalium – alles Nährstoffe, die auch bei einer Arthrose sehr wichtig sind. So ist beispielsweise Beta-Carotin ein wichtiges Antioxidans, das die Knorpelzellen vor dem Angriff freier Radikale schützt.

Für 2 Portionen brauchen Sie:

- ca. 350 g Fruchtfleisch, beispielsweise vom Hokkaido-Kürbis
- 2 Knoblauchzehen
- 2 mittelgroße Zwiebeln
- 1 Stück Ingwer (5 cm)
- 1/2 TL gekörnte Gemüsebrühe
- 1 EL Rapsöl
- Currypulver
- 1 bis 2 EL saure Sahne
- Pfeffer

Kürbis waschen, halbieren, Kerne und Fasern mit einem Löffel entfernen. Das Fruchtfleisch mit der Schale in Würfel schneiden.

Knoblauchzehen und Zwiebeln schälen, den Knoblauch in feine, die Zwiebeln in grobe Würfel schneiden. Ingwer schälen und fein hacken.

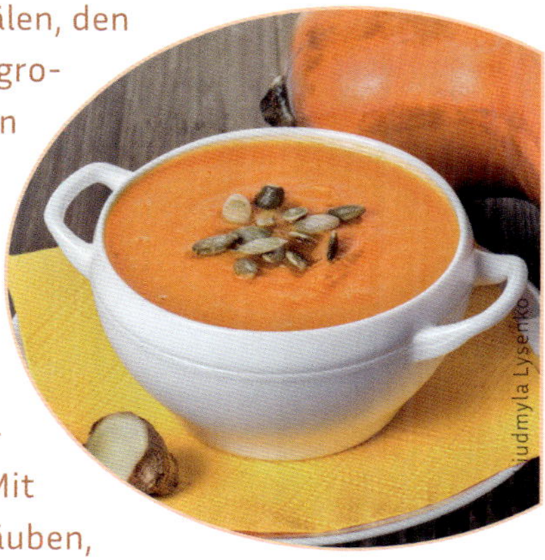

Gemüsebrühe in 600 ml kochendem Wasser auflösen.

Zwiebelwürfel in heißem Öl in einem großen Topf andünsten. Knoblauch und Ingwer dazugeben. Mit Currypulver nach Geschmack bestäuben, kurz umrühren. Kürbiswürfel hinzufügen und unter Rühren rundum anbräunen. Mit der Brühe ablöschen, alles zugedeckt bei schwacher Hitze 15 bis 20 Minuten köcheln lassen, bis der Kürbis vollständig zerfallen ist. Ab und zu umrühren. Saure Sahne und 100 ml Wasser unterrühren. Alles fein pürieren und nochmals kurz aufkochen.

Zum Servieren die Suppe mit frischem Pfeffer aus der Mühle würzen und beispielsweise in einem ausgehöhlten Kürbis servieren.

Smoothies

Gemüse und Obst lassen sich hervorragend zu gesunden Smoothies verarbeiten. Die Zubereitung ist einfach: Pürieren Sie alle Zutaten zusammen in einem Hochleistungsmixer. Verwenden Sie nur Obst und Gemüse der Saison und aus biologischem Anbau.

Das Obst sollte immer reif sein, denn unreifes Obst enthält deutlich weniger entzündungshemmende Substanzen. Als „Geschmacksverstärker" können Sie Chili, Kurkuma und Kardamom einsetzen. Diese Gewürze wirken auch für sich bereits entzündungshemmend. Fette, Stärke, Milch- und Fertigprodukte sowie unreifes Obst haben in einem Smoothie nichts zu suchen.

Beeren-Spinat-Smoothie

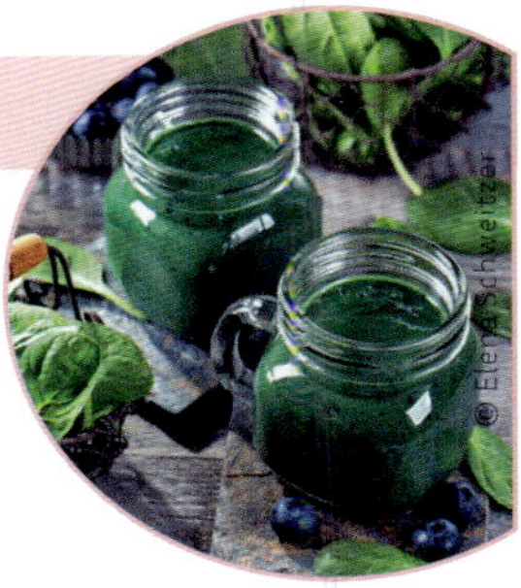

- 125 g Spinat
- 120 g Blaubeeren
- 375 ml Wasser

Blauer-Smoothie

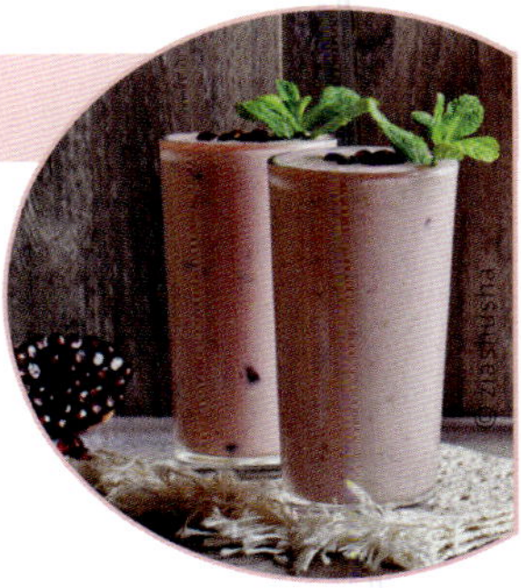

- 1/2 Granatapfel
- 50 g Blaubeeren
- 10 Kirschen, entkernt
- 100 g Naturjoghurt

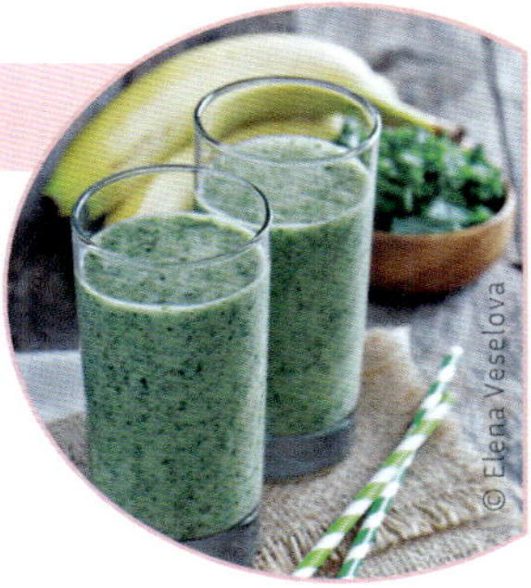

Grüner-Spinat-Bananen-Smoothie

- 2 Bananen
- 125 g Spinat
- 100 ml Wasser

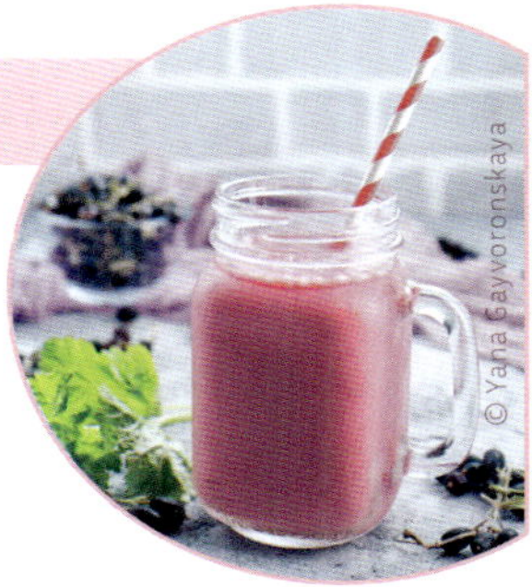

Johannisbeeren-Smoothie

- 100 g Schwarze Johannisbeeren
- 5 Minzblätter
- 1/2 Banane
- 15 g Chia-Samen
- 100 ml Wasser
- Eiswürfel (nach Geschmack)

Geben Sie den Chia-Samen in 100 ml Wasser und lassen Sie ihn rund 15 Minuten vor dem Mixen quellen.

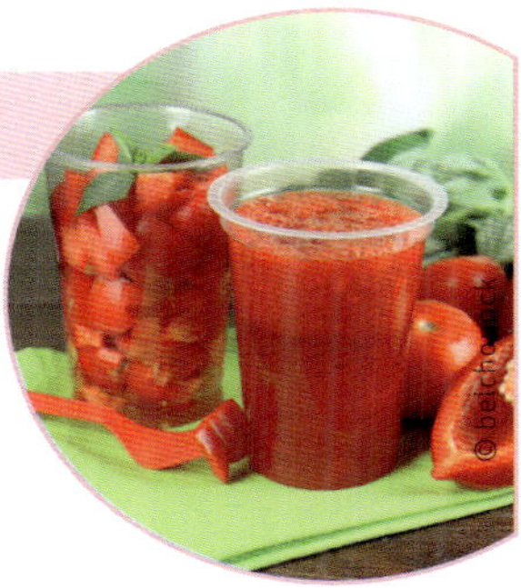

Roter-Paprika-Smoothie

- 2 rote Paprikaschoten
- 1/2 Salatgurke in kleinen Stücken
- 1 mittelgroße Tomate
- grobes Meersalz
- schwarzer Pfeffer
- 2 TL Zitronensaft
- 5 Blätter Basilikum

Nachspeisen

Ich bin ein „süßer Typ". Zumindest ab und zu brauche ich einfach eine Nachspeise. Verwenden Sie hauptsächlich Obst, Quark und Joghurt. Beeren wie Brombeeren, Johannisbeeren, Himbeeren eignen sich nicht nur als süßer Snack für zwischendurch. Sie liefern auch wertvolle Antioxidantien, viele Vitamine sowie Mineralstoffe und Spurenelemente, die die freien Radikale abfangen.

Erfrischendes Dessert mit bunten Beeren – mein Favorit

Für 4 Portionen brauchen Sie:

- 300 g Magerquark
- 250 g Joghurt
- 1 Tropfen Rumaroma
- 1 Päckchen Vanillezucker
- 4 EL Zucker
- 300 g gemischte Beeren (Brombeeren, Johannisbeeren, Blaubeeren, Himbeeren)
- 1/2 Zitrone
- 2 Handvoll italienische Mandelkekse (Cantuccini)
- 2 EL Mandelblättchen

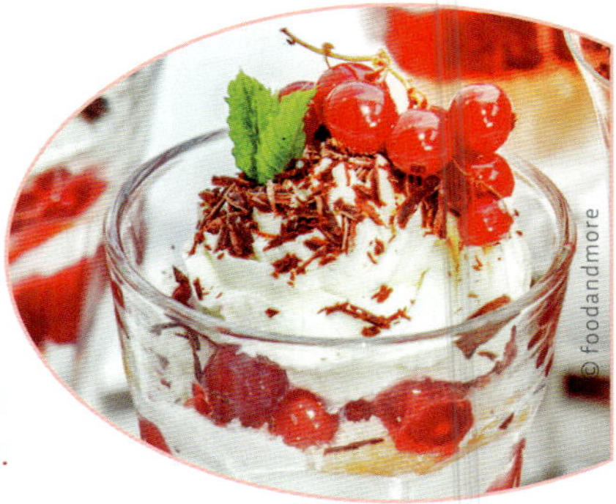

Quark mit Joghurt, Rumaroma, 2 EL Zucker und Vanillezucker vermischen. Halbe Zitrone auspressen, Beeren mit Zitronensaft und restlichem Zucker vermengen.

Die Mandelkekse klein hacken, Mandelblättchen zerkleinern und beides vermischen. Die Zutaten wie folgt in Gläser schichten: Beeren, Quark, Mandelblättchen und -kekse. Schließen

Sie mit einer Quarkschicht ab. Diese mit einigen Beeren und Mandelkeksen verzieren.

Die Gläser mindestens zwei bis drei Stunden am besten im Kühlschrank durchziehen lassen. Dadurch werden die Mandelkekse weich.

Rote Götterspeise ohne Zucker

Wie wäre es mit einer köstlichen und süßen Götterspeise ohne Zucker? Dies ist möglich, und zwar wenn Sie das aus der Stevia-Pflanze gewonnene Süßungsmittel Stevia verwenden. In diesem Rezept werden beispielsweise ungefähr 150 Gramm Zucker durch Stevia ersetzt. Und keine Angst: Die Götterspeise hat auch ohne Haushaltszucker einen fruchtigen, süßen Geschmack und die typische wacklige Konsistenz.

Für 4 Portionen brauchen Sie:

- 12 Blatt Gelatine
- 1 Liter Wasser
- 300 g frische Erdbeeren
- 2 Messerspitzen Stevia-Pulver
- evtl. Vanillesoße

- Gelatine in kaltem Wasser 5 Minuten lang einweichen.

Die frischen Erdbeeren waschen, den Strunk entfernen und dann mit 1 Liter Wasser kurz aufkochen lassen. Dann die Früchte durch ein Sieb streichen und den Saft auffangen.

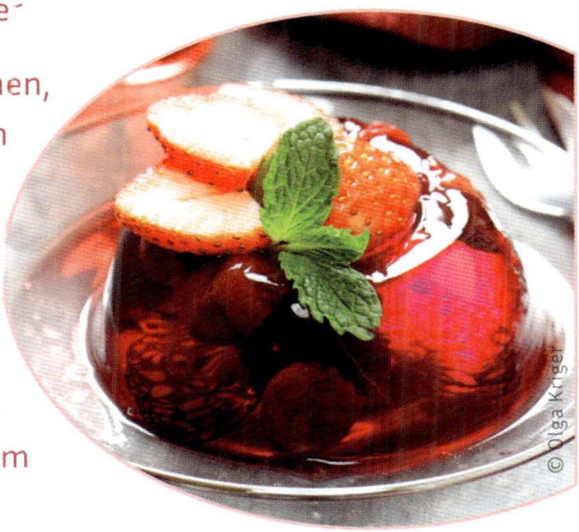
© Olga Kriger

Saft erhitzen. Die eingeweichte Gelatine ausdrücken und in dem heißen Fruchtsaft auflösen.

Die Götterspeise nun mit dem Stevia-Pulver süßen. Alles gut verrühren, damit sich das Pulver gut verteilen kann.

Den noch heißen Saft in vier Dessertschalen füllen und diese in den Kühlschrank stellen. Die Götterspeise dann mindestens 12 Stunden, am besten über Nacht, kühlen.

Statt Erdbeeren können Sie auch Himbeeren, Kirschen oder andere rote Früchte der Saison verwenden.

Obstsalat

Eine wahre Vitaminbombe und eine ergiebige Quelle für Kalzium und Kalium sowie andere Mineralstoffe und Spurenelemente ist ein Obstsalat.

Für 4 Portionen brauchen Sie:

- 2 Äpfel
- 2 Bananen
- 2 Mandarinen
- 1 Apfelsine
- 1 kleine Mango
- 1 kleine Ananas
- 100 g blaue Trauben
- 300 g Quark
- 200 g Joghurt
- 1 Päckchen Vanillezucker

Quark und Joghurt in eine Schüssel geben, mit dem Vanillezucker vermischen.

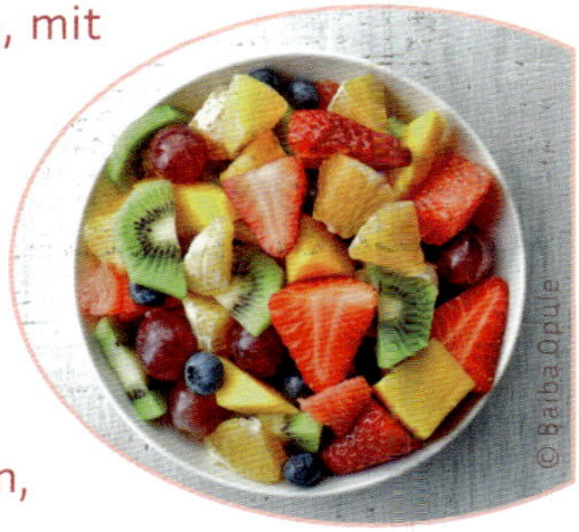

Äpfel waschen, vierteln, entkernen und in mundgerechte Stücke schneiden. Bananen schälen und in Scheiben schneiden. Mandarinen und Apfelsine schälen, zerteilen und in Stücke schneiden. Mango schälen, halbieren, den Kern entfernen, dann ebenfalls in Stücke schneiden. Ananas schälen, den Strunk herauslösen, den Rest in Stücke schneiden. Trauben waschen, trocknen, den Stil entfernen, die Trauben halbieren.

Das Obst zu der Quark-Joghurt-Creme geben und gut miteinander vermischen.

Trauben in fruchtiger Soße

Für 4 Portionen brauchen Sie:

- 4 TL Speisestärke
- 200 ml roter Fruchtsaft
- 300 g frische Himbeeren
- 4 TL Honig
- 2 reife Bananen
- 500 g Weintrauben

Speisestärke mit 4 EL des roten Fruchtsafts glatt verrühren.

Restlichen Fruchtsaft und Himbeeren aufkochen und vier bis fünf Minuten bei schwacher Hitze köcheln lassen. Angerührte Speisestärke zu den Beeren einrühren und unter Rühren aufkochen. Honig unterrühren. Beeren etwa eine Minute leicht köcheln lassen, dann durch ein Sieb streichen.

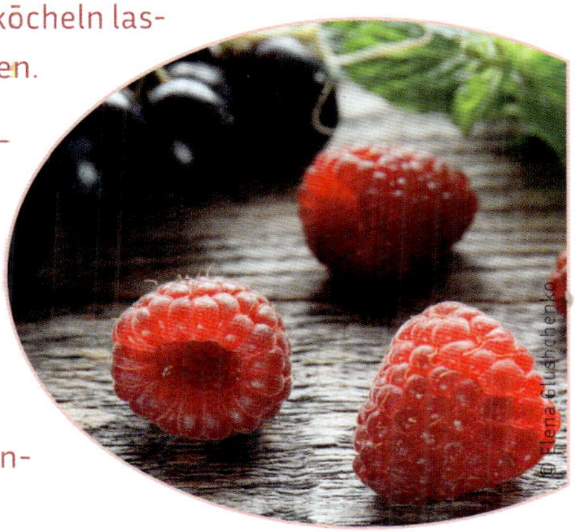

Banane schälen, in kleine Würfel schneiden und unter die Soße mischen. Weintrauben waschen, von den Stielen abzupfen und abtropfen lassen.

Soße auf vier Desserttellern verteilen und Trauben darauf anrichten.

Getränke

„Durst ist schlimmer als Heimweh!" Wer kennt diesen Spruch nicht? Ihren Durst stillen Sie am besten mit Mineralwasser – eventuell mit etwas Fruchtsaft gemischt – und mit Kräuter- oder Früchtetee. Ein bisschen Abwechslung bringen meine Getränkerezepte. Ein absolutes No-Go sind Softdrinks wie Cola und Fruchtlimonade – auch wenn diese ohne Zucker sind. Denn sie enthalten immer noch Phosphorsäure bzw. Phosphate, die Kalzium aus den Knochen herauslösen. Der Knochen verliert dadurch an Stabilität, was sich auch auf die Gelenke auswirkt.

Brombeer-Kefir

Brombeeren sind sehr saftig, schmecken süß-säuerlich und verströmen ein intensives Waldaroma. Ihre dunkle Farbe verdanken sie den dunkelroten Pflanzenfarbstoffen, die auch durch ihre gesundheitlichen Eigenschaften beeindrucken. Sie hemmen nicht nur Bakterien, Viren und Pilze, sondern lindern auch Entzündungen. Außerdem enthalten sie weitere Antioxidantien wie Vitamin E und Beta-Carotin. Also ein durch und durch gesundes Obst. Vor allem für die heißen Sommertage empfehle ich Ihnen einen kühlen Brombeer-Kefir.

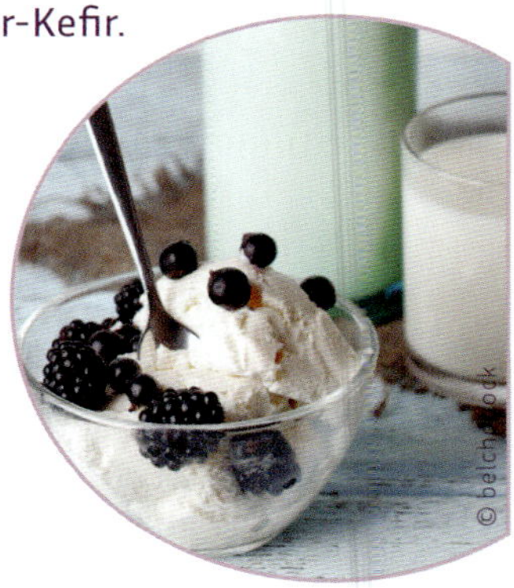
© belchonock

Für 4 Portionen brauchen Sie:

- 1 Zitrone
- 500 g Brombeeren
- 8 EL Ahornsirup
- 600 ml Kefir
- 300 g Magerquark
- 4 EL geraspelte Mandeln
- 4 EL Hagebuttenmark

Kefir und Quark im Gefrierfach kühlen. Zitrone auspressen. Brombeeren waschen, abtropfen lassen und mit 1 EL Zitronensaft und 4 EL Ahornsirup vermischen. 15 Minuten ziehen lassen.

Mandeln in einer Pfanne ohne Fett leicht rösten und abkühlen lassen.

Kefir, Quark, Hagebuttenmark und den restliche Ahornsirup mit dem Handmixer gut verrühren und dann auf Gläser verteilen. Zuletzt die Brombeeren darüber geben und mit Mandeln bestreuen.

Snacks

Hier habe ich für Sie zwei gesunde Snacks, die Sie auftischen können, wenn Gäste kommen – oder Sie einfach zwischendurch eine Kleinigkeit essen möchten.

Bruschetta mit Tomaten und Sardellen

Für 4 Portionen brauchen Sie:

- 3 Sardellenfilets aus dem Glas, abgetropft
- 2 EL entrahmte Milch
- 1 große Knoblauchzehe, zerdrückt
- 1 TL Zitronensaft
- 4 große Scheiben Vollkornbrot
- 600 g Tomaten
- 1 EL Olivenöl
- schwarzer Pfeffer
- frisches Basilikum zum Garnieren

Sardellenfilets in eine Tasse legen, mit Milch übergießen und zehn Minuten stehen lassen. Sardellen abtropfen lassen und mit Küchenpapier trocken tupfen.

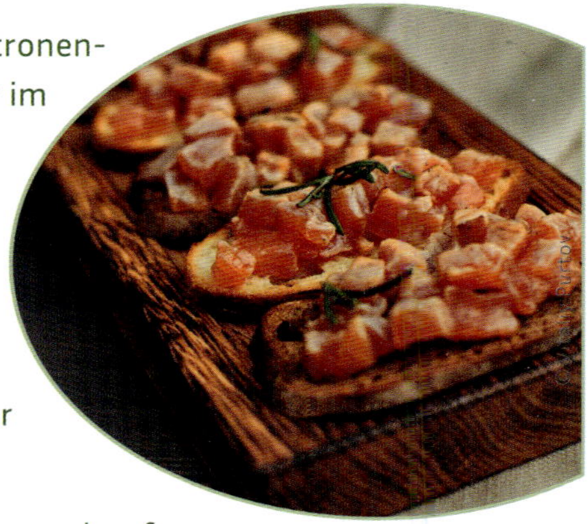

Fischfilets, Knoblauch und Zitronensaft mit einem Stabmixer oder im Mörser pürieren.

Den Grill auf höchste Stufe erhitzen. Brotscheiben auf beiden Seiten grillen und anschließend auf einer Seite dünn mit etwa einem Viertel der Paste bestreichen.

Tomaten in Scheiben schneiden und auf der Sardellenpaste verteilen. Mit wenig Olivenöl beträufeln und mit schwarzem Pfeffer bestreuen. Die Bruschetta ein bis zwei Minuten unter den Grill stellen, damit die Tomaten weich werden.

Mit frischem Basilikum bestreuen und sofort servieren.

Gemüse-Sticks mit Quark-Dip

Gehören Sie auch zu den Menschen, die im Sommer gern Leichtes und Frisches essen? Dann habe ich hier ein Rezept für gesunde Gemüse-Sticks mit einem leichten Joghurt-Dip. Mit den in den verwendeten Gemüsesorten enthaltenen Vitaminen, Mineralstoffen und Antioxidantien füllen Sie die körpereigenen Speicher wieder auf. So unterstützen Sie Ihren Körper dabei, Entzündungen zu lindern.

Für 4 Portionen brauchen Sie:

- 1 grüne Zucchini
- 1 gelbe Zucchini
- 1 rote Paprikaschote
- 1 Karotte
- 1 kleine Salatgurke
- 1 Stange Staudensellerie

- 1 Bund Schnittlauch
- 1 Zitrone (Bioware)
- 150 g Magerquark
- 125 g Naturjoghurt
- Salz, Pfeffer

Gemüse putzen, waschen, schälen und in mundgerechte Streifen schneiden.

Schnittlauch waschen und trocken schütteln, dann in kleine Röllchen schneiden.

Schale der gewaschenen Zitrone in eine Schüssel reiben. Zitrone auspressen, den Saft in die Schüssel geben. Quark, Joghurt und Schnittlauch dazugeben, alles gut miteinander verrühren.

Sie können in die Hälfte des Dips auch noch zwei gehäutete Tomaten geben.

Die Gemüse-Sticks in Gläser anordnen, den Dip in kleine Schüsselchen geben.

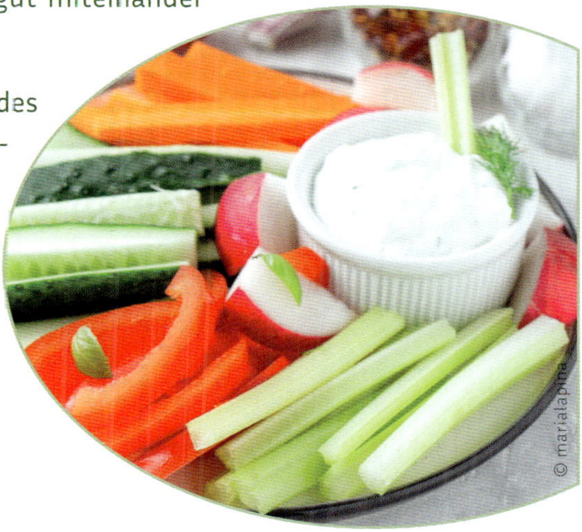

Ihr 28-Tage-Programm

Jetzt geht es los! Für einen Monat habe ich einen Plan für Sie zusammengestellt, in dem Sie jeden Tag gesunde Rezepte, Übungsanleitungen und wichtige Tipps finden. Mit den gesunden Lebensmitteln versorgen Sie Ihre Gelenke mit allen notwendigen Vitalstoffen. Mit Bewegung – sei es gelenkgesunder Sport oder meine Gelenkübungen – sorgen Sie dafür, dass diese gesunden Vitalstoffe auch in den Gelenkknorpel „eingearbeitet“ und Abbauprodukte an das Blut abgegeben werden. Und mit meinen Hausmitteln von Mutter Natur können Sie effektiv Gelenkbeschwerden lindern, ohne gleich zur chemischen Keule greifen zu müssen. Verbannen Sie also Tabletten mit Ibuprofen, Diclofenac und Co.! Sie werden feststellen, dass natürliche Heilmittel ebenso gut wirken und vor allem keine Nebenwirkungen haben.

Natürlich wird Ihre Arthrose nach den vier Wochen nicht gänzlich verschwunden sein, aber wenn Sie in dieser oder ähnlicher Form weitermachen, dann gehört die Arthrose sicher bald der Vergangenheit an. Ich wünsche Ihnen viel Erfolg!

Ihr persönlicher Tages-Check zum Abhaken für jeden Tag!

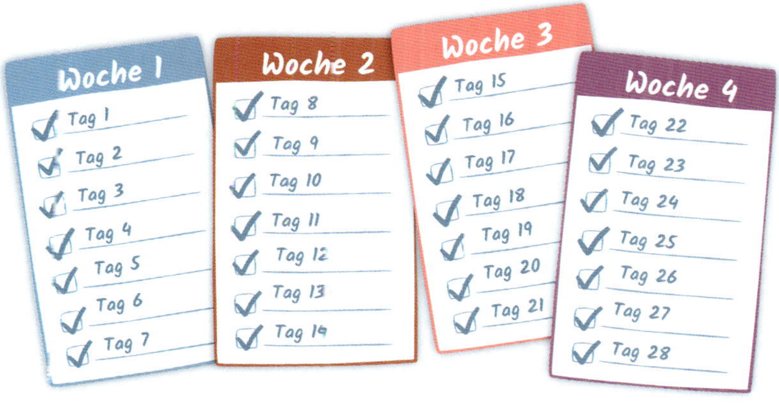

Tag 1 Samstag

Motto des Tages

Jetzt geht es los. Mit Ernährung und Bewegung gegen meine Arthrose!

○ Frühstück:

Drei Scheiben selbst gebackenes Vollkornbrot, die Sie vegetarisch, beispielsweise mit Tomaten, oder auch mit einer Scheibe Putenbrust belegen können (Rezept Seite 128).

○ Mittagessen:

Brokkoli-Lauch-Gemüse mit pikantem Joghurt-Dip (Rezept Seite 138).

○ Abendessen:

Bunter Nudelsalat mit Mozzarella (Rezept Seite 162).

○ Sport:

Machen Sie drei Übungen für Ihr Gelenk für Ihre Ellenbogen (Seite 110).

○ Besonderheiten:

Wie wäre es mit einem Beeren-Spinat-Smoothie (Rezept Seite 176).

Notizen

Tag 2 Sonntag

Motto des Tages

Auch sonntags gilt: in Bewegung bleiben!

○ Frühstück:

Zwei Vollkorn-Quark-Waffeln (Rezept Seite 133).

○ Mittagessen:

Dorade im Gemüsebett (Rezept Seite 142).

○ Abendessen:

Radieschensalat mit Vollkornbrot (Rezept Seite 168).

○ Sport:

Gehen Sie wieder einmal schwimmen!

○ Besonderheiten:

Heute Mittag gibt es eine Nachspeise: Trauben mit fruchtiger Soße (Rezept Seite 181).

Notizen

Tag 3 Montag

Motto des Tages

Die Menschheit hat bisher alle Katastrophen überlebt. Sie wird auch die moderne Medizin überleben. (Dr. rer. Pol. Gerhard Kocher, Schweizer Politologe und Gesundheitsökonom)

○ Frühstück:

Müsli mit Joghurt und Obst (Rezept Seite 132).

○ Mittagessen:

Bunte Gemüsenudeln (Rezept Seite 139).

○ Abendessen:

Zwei Scheiben selbst gebackenes Vollkornbrot mit Tomaten, Salatgurke und Frischkäse (Rezept Seite 128).

○ Sport:

Machen Sie zwei Übungen für Ihre Kniescheiben (Seite 99).

○ Besonderheiten:

Gegen Gelenkschmerzen hilft ein Kohl- oder Kartoffelwickel (siehe Seite 118).

Notizen

Tag 4 Dienstag

Motto des Tages

Heile mit Verstand, nicht mit Medikamenten.
(Lateinisches Sprichwort)

○ Frühstück:

Zwei Scheiben Vollkornbrot mit Rosinen mit Honig (Rezept Seite 130).

○ Mittagessen:

Gelbes Tofu-Curry (Rezept Seite 145).

○ Abendessen:

Wassermelonensalat mit Tofu (Rezept Seite 168).

○ Sport:

Stärken Sie Ihre Hand- und Fingergelenke.
Machen Sie Übung 1 und 2 ab Seite 92.

○ Besonderheiten:

Machen Sie zusätzlich Übung 5 auf Seite 94.

Notizen

Tag 5 Mittwoch

Motto des Tages

Manches Medikament ist bekannter für seine Nebenwirkungen als für seinen Nutzen. (Dr. Achim Reichert, Physiker)

○ Frühstück:

Knuspermüsli mit Honig und Nüssen (Rezept Seite 131).

○ Mittagessen:

Hackfleisch-Gemüse-Pfanne (Rezept Seite 149).

○ Abendessen:

Zwei Scheiben selbst gebackenes Vollkornbrot mit Käse (Magerstufe) (Seite 128).

○ Sport:

Machen Sie Nordic Walking!

○ Besonderheiten:

Wie wäre es mit einem Johannisbeeren-Smoothie (Rezept Seite 177)?

Notizen

Tag 6 Donnerstag

Motto des Tages

Die besten Ärzte der Welt sind Dr. Ruhe, Dr. Diät und Dr. Fröhlichkeit. (Jonathan Swift)

○ Frühstück:

Ein Dinkel-Vollkornbrötchen, belegt mit Hüttenkäse (Rezept Seite 129).

○ Mittagessen:

Kürbiseintopf (Rezept Seite 151).

○ Abendessen:

Marokkanischer Granatapfelsalat mit Orangen (Rezept Seite 167).

○ Sport:

Heute sind Ihre Sprunggelenke dran. Machen Sie Übung 1, 2 und 3 (ab Seite 90).

○ Besonderheiten:

Als Snack zwischendurch eignen sich Nüsse.

Notizen

Tag 7 Freitag

Motto des Tages

Die erste Woche habe ich geschafft. Und ich mache weiter!

○ Frühstück:

Müsli mit Beeren und Joghurt (Rezept Seite 132).

○ Mittagessen:

Naturreispfanne (Rezept Seite 154).

○ Abendessen:

Griechischer Salat (Rezept Seite 164).

○ Sport:

Machen Sie Übungen für Ihre Schulter. Ab Seite 101 Übung 1, 2, 5 und 7.

○ Besonderheiten:

Wenn Gelenke schmerzen, dann versuchen Sie Akupressur.

Notizen

Tag 8 Samstag

Motto des Tages

Gegen meine Gelenkbeschwerden nutze ich Heilmittel aus der Natur.

○ Frühstück:

Drei Scheiben selbst gebackenes Vollkornbrot, die Sie beispielsweise mit Tomaten, oder auch mit einer Scheibe Putenbrust belegen können (Rezept Seite 128).

○ Mittagessen:

Ratatouille (Rezept Seite 155).

○ Abendessen:

Zwei Scheiben selbst gebackenes Vollkornbrot mit Putenbrust.

○ Sport:

Machen Sie eine kleine Fahrradtour.

○ Besonderheiten:

Wie wäre es mit einem Blauen Smoothie (Rezept Seite 176)?

Notizen

Tag 9 Sonntag

Motto des Tages
Ich freue mich auf die nächste Woche!

○ Frühstück:
Zwei Vollkorn-Quark-Waffeln (Rezept Seite 133).

○ Mittagessen:
Gegrillte Lachsspieße (Rezept Seite 153).

○ Abendessen:
Grünkohl einmal anderes (Rezept Seite 165).

○ Sport:
Auch wenn heute Sonntag ist, Ihre 4 Übungen für Zehengelenke ab Seite 105 sollten Sie trotzdem machen.

○ Besonderheiten:
Heute Mittag gibt es eine Nachspeise: Obstsalat (Rezept Seite 180).

Notizen

Tag 10 Montag

Motto des Tages

Der beste Arzt ist die Natur, denn sie heilt nicht nur viele Leiden, sondern spricht auch nie schlecht von einem Kollegen.
(Ferdinand Sauerbruch)

○ Frühstück:

Müsli mit Joghurt und Obst (Rezept Seite 132).

○ Mittagessen:

Vegetarisches Sojachili (Rezept Seite 158).

○ Abendessen:

Bunte Kartoffelsuppe (Rezept Seite 171).

○ Sport:

Wie wäre es mit Aqua-Gymnastik? Fast jedes Schwimmbad bietet mehrmals in der Woche angeleitete Kurse an.

○ Besonderheiten:

Ein Roter-Paparika-Smoothie versorgt Sie zusätzlich mit allen wichtigen Vitalstoffen (Rezept Seite 177).

Notizen

Tag 11 Dienstag

Motto des Tages

Meine Gelenkübungen gehören zu meinem Tagesablauf.

O Frühstück:

Zwei Scheiben Vollkornbrot mit Rosinen mit Honig (Rezept Seite 130).

O Mittagessen:

Vollkornspaghetti mit Walnuss-Bärlauchpesto (Rezept Seite 159).

O Abendessen:

Zwei Scheiben selbst gebackenes Vollkornprodukt mit einem hart gekochten Ei (Rezept Seite 128).

O Sport:

Machen Sie Ihre Iliosakralgelenk-Übungen.
Ab Seite 107 Übung 1, 2 und 3.

O Besonderheiten:

Essen Sie am Nachmittag eine Handvoll Beeren. Diese Früchte versorgen Sie mit den wichtigen Antioxidantien.

Notizen

Tag 12 Mittwoch

Motto des Tages

Meine Schmerzmedikamente habe ich verbannt.

○ Frühstück:

Knuspermüsli mit Honig und Nüssen (Rezept Seite 131).

○ Mittagessen:

Basische Gemüsepfanne (Rezept Seite 135).

○ Abendessen:

Kalte Tomatensuppe (Rezept Seite 173).

○ Sport:

Machen Sie heute weiter mit den nächsten Iliosakralgelenk-Übungen.

○ Besonderheiten:

Wie wäre es mit einem Beeren-Spinat-Smoothie (Rezept Seite 176)?

Notizen

Tag 13 Donnerstag

Motto des Tages

In Zukunft werde ich mich jeden Tag bewegen!

○ Frühstück:

Ein Dinkel-Vollkornbrötchen, belegt mit Hüttenkäse (Rezept Seite 129).

○ Mittagessen:

Chinakohlpfanne mit Bandnudeln (Rezept Seite 140).

○ Abendessen:

Kohlrabisalat mit Sojasprossen (Rezept Seite 166).

○ Sport:

Golf eignet sich sehr gut für Menschen mit Arthrose und ist heute kein Luxussport mehr. Informieren Sie sich, ob es in Ihrer Umgebung einen „öffentlichen" Golfplatz gibt.

○ Besonderheiten:

Wenn Sie zum Essen in ein Restaurant eingeladen sind, dann bestellen Sie sich einen großen Salat- oder Gemüseteller, beispielsweise mit gegrillter Hühnerbrust, oder ein Fischgericht.

Notizen

Tag 14 Freitag

Motto des Tages

Es ist „Bergfest", Sie haben die Hälfte Ihrer 28-Tage-Kur erreicht.

○ Frühstück:

Müsli mit Beeren und Joghurt (Rezept Seite 132).

○ Mittagessen:

Basische Gemüse-Wraps (Rezept Seite 147).

○ Abendessen:

Zwei Scheiben selbst gebackenes Vollkornbrot mit Lachsschinken (Rezept Seite 128).

○ Sport:

Machen Sie Ihre Hand- und Fingergelenke Übungen.
Heute Übungen 3, 4 und 5 ab Seite 93.

○ Besonderheiten:

Zur Feier des Tages gibt es ein Glas Rotwein.

Notizen

Tag 15 Samstag

Motto des Tages

Bewegung mit Freunden macht noch mehr Spaß.

○ Frühstück:

Drei Scheiben selbst gebackenes Vollkornbrot, die Sie beispielsweise mit Tomaten, oder auch mit einer Scheibe Putenbrust belegen können (Rezept Seite 128).

○ Mittagessen:

Naturreisepfanne (Rezept Seite 154).

○ Abendessen:

Fruchtiger Blattsalat (Rezept Seite 163).

○ Sport:

Gehen Sie wieder einmal schwimmen!

○ Besonderheiten:

Wie wäre es mit einem Blauen Smoothie (Rezept Seite 176)?

Notizen

Tag 16 Sonntag

Motto des Tages

Lachen ist die beste Medizin. (Deutsches Sprichwort)

○ Frühstück:

Zwei Vollkorn-Quark-Waffeln (Rezept Seite 133).

○ Mittagessen:

Grünlippmuscheln in Weißweinsoße (Rezept Seite 148).

○ Abendessen:

Asiatische Kohlsuppe (Rezept Seite 170).

○ Sport:

Ihre Hand- und Fingergelenke sind wieder dran.
Machen Sie die restlichen Übungen ab Seite 94.

○ Besonderheiten:

Heute Mittag gibt es eine Nachspeise: rote Götterspeise ohne Zucker (Rezept Seite 179).

Notizen

Tag 17 Montag

Motto des Tages

Nichts ist älter als die Medizin von gestern.
(Dr. rer. pol. Gerhard Kocher, Schweizer Politologe und Gesundheitsökonom)

○ Frühstück:

Müsli mit Joghurt und Obst (Rezept Seite 132).

○ Mittagessen:

Basische Gemüsepfanne mit Knoblauch-Dip (Rezept Seite 146).

○ Abendessen:

Zwei Scheiben selbst gebackenes Vollkornbrot mit Hüttenkäse (Rezept Seite 128).

○ Sport:

Machen Sie Ihre Übungen für die Kniescheibe ab Seite 99.

○ Besonderheiten:

Essen ein paar Walnüsse als Snack für Zwischendurch.

Notizen

Tag 18 Dienstag

Motto des Tages

Heute lade ich Freunde ein.

○ Frühstück:

Zwei Scheiben Vollkornbrot mit Rosinen mit Honig (Rezept Seite 130).

○ Mittagessen:

Brokkoli-Lauch-Gemüse mit pikantem Joghurt-Dip (Rezept Seite 138).

○ Abendessen:

Griechischer Salat (Rezept Seite 164).

○ Sport:

Machen Sie Ihre Knie-Übungen. Ab Seite 97 Übung 1 und 2.

○ Besonderheiten:

Sie haben Gelenkschmerzen? Versuchen Sie einen meiner „Schmerz-weg-Griffe" aus der Akupressur (ab Seite 122).

Notizen

Tag 19 Mittwoch

Motto des Tages

Die meisten Medikamente helfen durch Verzicht.
(Dr. phil. Michael Richter, deutscher Zeithistoriker)

○ Frühstück:

Knuspermüsli mit Honig und Nüssen (Rezept Seite 131).

○ Mittagessen:

Bunte Gemüsenudeln (Rezept Seite 139).

○ Abendessen:

Zwei Scheiben selbst gebackenes Vollkornbrot mit Putenbrust (Rezept Seite 128).

○ Sport:

Fahrrad fahren eignet sich vor allem bei einer Arthrose des Knie- oder Hüftgelenks sehr gut. Vielleicht denken Sie über die Anschaffung eines Ergometers, also eines Fahrrads für die Wohnung nach.

○ Besonderheiten:

Wie wäre es mit einem Grüner-Spinat-Bananen-Smoothie (Rezept Seite 177)!

Notizen

Tag 20 Donnerstag

Motto des Tages

Das Geheimnis der Medizin besteht darin, den Patienten abzulenken, während die Natur sich selber hilft. (Voltaire)

○ Frühstück:

Ein Dinkel-Vollkornbrötchen, belegt mit Hüttenkäse (Rezept Seite 129).

○ Mittagessen:

Fleischlose Weißkohlrouladen mit Rosmarinkartoffeln (Rezept Seite 143).

○ Abendessen:

Hühnersuppe (Rezept Seite 171).

○ Sport:

Machen Sie Ihre Knie-Übungen ab Seite 98 Übung 3 und 4.

○ Besonderheiten:

Belohnen Sie sich für Ihre Aktivitäten mit einer Handvoll Beeren oder Kirschen.

Notizen

Tag 21 Freitag

Motto des Tages

Die dritte Woche ist um und mir geht es gut.

○ Frühstück:

Müsli mit Beeren und Joghurt (Rezept Seite 132).

○ Mittagessen:

Hähnchen-Gemüse-Pfanne im Wok (Rezept Seite 150).

○ Abendessen:

Kohlrabisalat mit Sojasprossen (Rezept Seite 166).

○ Sport:

Treffen Sie sich mit Freunden zum Nordic Walking.

○ Besonderheiten:

Besuchen Sie mit Ihrem Partner (oder Freunden) doch einen Tanzkurs. Beim Tanzen werden Ihre Gelenke bewegt, aber nicht belastet (außer vielleicht beim Rock 'n' Roll).

Notizen

Tag 22 Samstag

Motto des Tages

Die letzte Woche beginnt!

○ Frühstück:

Drei Scheiben selbst gebackenes Vollkornbrot, die Sie beispielsweise mit Tomaten, oder auch mit einer Scheibe Putenbrust belegen können (Rezept Seite 128).

○ Mittagessen:

Dorade im Gemüsebett (Rezept Seite 142).

○ Abendessen:

Zwei Scheiben selbst gebackenes Vollkornbrot mit Lachsschinken (Rezept Seite 128).

○ Sport:

Heute sind wieder Ihre Sprunggelenke dran.
Machen Sie Übung 3, 4 und 5 ab Seite 91.

○ Besonderheiten:

Wie wäre es mit einem Roter-Paprika-Smoothie (Rezept Seite 177)?

Notizen

Tag 23 Sonntag

Motto des Tages

Meine Gelenkübungen gehören jetzt jeden Tag dazu.

○ Frühstück:

Zwei Vollkorn-Quark-Waffeln (Rezept Seite 133).

○ Mittagessen:

Blaubeeren einmal herzhaft (Rezept Seite 136).

○ Abendessen:

Wassermelonensalat mit Tofu (Rezept Seite 168).

○ Sport:

Machen Sie Ihre Schulterübungen.
Heute sind Übungen 3, 4 und 6 ab Seite 102 dran.

○ Besonderheiten:

Heute Mittag gibt es eine Nachspeise: Obstsalat (Rezept Seite 180).

Notizen

Tag 24 Montag

Motto des Tages

Weniger Gelenkschmerzen – ich schaffe das!

○ Frühstück:

Müsli mit Joghurt und Obst (Rezept Seite 132).

○ Mittagessen:

Couscous-Gemüse-Pfanne (Rezept Seite 141).

○ Abendessen:

Zwei Scheiben selbst gebackenes Vollkornbrot mit kalter Hühnerbrust (Rezept Seite 128).

○ Sport:

Kräftigen Sie Ihre Wirbelsäule.
Machen Sie Übungen 1, 2 und 3 ab Seite 77.

○ Besonderheiten:

Gönnen Sie sich ab und zu auch mal ein paar Stunden Auszeit!

Notizen

Tag 25 Dienstag

Motto des Tages

Es gibt nur eine Heilkraft, und das ist die Natur; in Salben und Pillen steckt keine. Höchstens können sie der Heilkraft der Natur einen Wink geben, wo etwas für sie zu tun ist. (Arthur Schopenhauer)

○ Frühstück:

Zwei Scheiben Vollkornbrot mit Rosinen mit Honig (Rezept Seite 130).

○ Mittagessen:

Lachs (Rezept Seite 152).

○ Abendessen:

Marokkanischer Granatapfelsalat mit Orangen (Rezept Seite 167).

○ Sport:

Heute geht es weiter mit der Wirbelsäule.
Machen Sie Übung 4, 6 und 7 ab Seite 79.

○ Besonderheiten:

Gegen Gelenkschmerzen hilft auch Ingwertee. Trinken Sie zwei bis drei Tassen pro Tag.

Notizen

Tag 26 Mittwoch

Motto des Tages

Es geht auf die Zielgerade.

○ Frühstück:

Knuspermüsli mit Honig und Nüssen (Rezept Seite 131).

○ Mittagessen:

Vegetarisches Sojachili (Rezept Seite 158).

○ Abendessen:

Bunte Kartoffelsuppe (Rezept Seite 171).

○ Sport:

Machen Sie Ihre Übungen für die Hüfte. Übungen 1, 2 und 3 ab Seite 85.

○ Besonderheiten:

Wie wäre es mit einem Johannisbeeren-Smoothie (Rezept Seite 177)?

Notizen

Tag 27 Donnerstag

Motto des Tages

Ich habe es fast geschafft!

○ Frühstück:

Vegetarisches Frühstück, z. B. drei Scheiben Vollkornbrot, die Sie mit Tomaten und Zwiebeln oder Hüttenkäse belegen (Rezept Seite 128).

○ Mittagessen:

Kürbiseintopf (Rezept Seite 151).

○ Abendessen:

Zwei Scheiben selbst gebackenes Vollkornbrot mit Lachsschinken (Rezept Seite 128).

○ Sport:

Treffen Sie sich mit Freunden zum Schwimmen.

○ Besonderheiten:

Eine Handvoll Walnüsse als Snack für Zwischendurch.

Notizen

Tag 28 Freitag

Motto des Tages

Sie können stolz auf sich sein. Sie haben es geschafft!

○ Frühstück:

Müsli mit Beeren und Joghurt (Rezept Seite 132).

○ Mittagessen:

Gegrillte Lachsspieße mit gelbem Duftreis (Rezept Seite 153).

○ Abendessen:

Griechischer Salat (Rezept Seite 164).

○ Sport:

Machen Sie Ihre weiter Übungen für die Hüfte.
Übungen 4, 5 und 6 ab Seite 87.

○ Besonderheiten:

Heute Mittag gibt es eine Nachspeise: erfrischendes Dessert mit bunten Beeren (Rezept Seite 178).

Notizen

Vier Wochen sind vorbei. Ich empfehle Ihnen aber, sich auch weiter gelenkgesund zu ernähren und vor allem sich jeden Tag zu bewegen. Nutzen Sie die Übungen dafür, die ich für Sie zusammengestellt habe. Sie können jeden Tag selbst entscheiden welche Übungen Sie heute machen möchten. Und wenn das Gelenk dann doch einmal „zwickt", greifen Sie statt zu Chemiebomben zu Naturheilmitteln.

Machen Sie mit! Schreiben Sie Rezepte von Gerichten, die Sie selbst kreiert haben. Die besten Rezepte werden prämiert.

Schicken Sie Ihre Rezepte an:

maxLQ Verlag
Koblenzer Straße 99
53177 Bonn

Notizen